医療現場は今

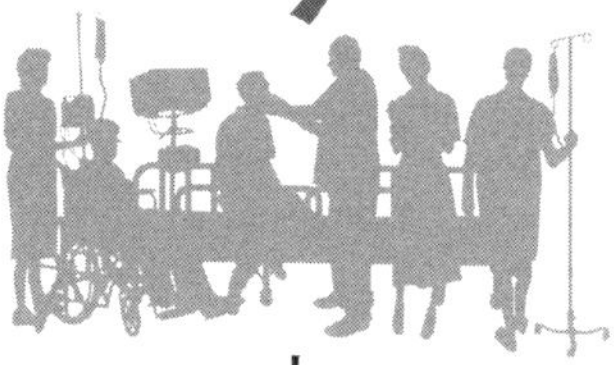

小笠原信之 著

緑風出版

目　次

医療現場は今

第三部　後手、後手の厚生行政――193

まえがき

かつて経験したことのない超高齢社会入りを目前に、日本の医療が大きく揺れ動いている。少子化と一体化して高齢化が進んでいるため、少ない働き手で多くの高齢者を支えなくてはならない。高度経済成長時代の逆を行く、かなりいびつな状態が出現しているのだ。そこで国は医療費の削減、とりわけ総医療費の三分の一を占める老人医療費の削減に躍起となっている。とにかくコストを減らせるものは何でも減らせというのである。

たとえば、ジェネリック医薬品を積極的に使おう、と国が急にキャンペーンし出した。これは第一に、安上がりの医療を求めてのことだ。健康増進法をつくり、たばこの害を喧伝したり、健康づくりにあれこれと口を出し始めたのも、裏には医療費削減への思惑がある。本人の勝手でしょ、などと言わせない強引さも感じさせるやり方だ。

コスト削減だけでなく、高齢社会ゆえの疾病構造の変化に応じてシステムの組み換えを図ろうとする動きもある。二年間の医師の臨床研修を必修化し、期間中に多くの科で研修を積ませてプライマリケア（第一次医療）や全人医療に対応できる医師を育てようとし始めたのは、慢性病や複数の病気を抱える患者の増加という疾病構造の変化が背景にある。これも高齢社会ゆえのことである。

その一方、旧態依然のシステムや考え方などが温存され、いわば制度疲労を起こしているものも少なくない。そうした遅れた実態に対して、利用者である患者側から時代の要請に即したものへ変革せよと迫る動きもある。がん患者たちが、外国で承認されている抗がん剤について特別に「混合診療」を認めよと訴えている例は、その最たるものだろう。

そんなあれこれが重なり、今、日本の医療が大きく揺れているのである。「医療とその周辺で何かが大きく動いている。それをレポートする企画をやりませんか」と、旧知の『からだの科学』（日本評論社）編集長の黒田敏正さんから持ちかけられたのが、二〇〇三年秋のことだった。早速、翌年春に病院ランキングの話題をレポートしたのを皮切りに、隔月刊の同誌に連載に近い形で二〇〇六年秋まで一二本の記事を書いた。本書はそれらをまとめて単行本化したものである。

記事の取材・執筆にあたっては、医学専門の問題ではなく、一般の私たちに縁が深い医療周辺の問題に的を絞り、何が起きているのかをつぶさに紹介することに力点を置いた。まずは現実を虚心坦懐に見つめ、そこから事態の本質に迫ろうというねらいである。医療の問題を、特に医師らは専門家集団内部の問題であると考えたがる傾向が強い。その閉鎖性を破るには、私たち患者との間に強い接点をもつ問題を取り上げるのが一番である。

このねらいはそれなりに奏功したと思っている。大きな地殻変動のいくつかの兆候に触れ、その胎動をレポートすることができたと感じている。さて、揺れ動いた末に日本の医療はどこへ行くのだろう？　それは私たち患者側にとって望ましい方向なのか？　その答えは本書を読んだ皆さん自身が考えていただけると、幸いである。さて、今、医療現場で何が起きているのか、その現実を詳しく紹介しよう。

小笠原　信之

第一部　問われる医療の在り方

第一章　病院ランキングの波紋

病院もランクづけされる時代に

病院にも格づけの波が押し寄せてきた。本や音楽、レストランなどにとどまらず、今や病院もランクづけされる時代になったようだ。数年前からじわじわと浸透してきたこのブーム、昨年（二〇〇三年）は音楽のヒットチャート会社が独自のノウハウを持ち込んで参入、大きな話題になって一気にブレイクした感がある。さて、この波が医療界内外にどんな波紋を広げているのだろう。とかく問題視される閉鎖性を打破するきっかけになるのだろうか。ブームの周辺を探ってみた。

まずは書店をのぞいてみた。東京都心の大型店でも、わが町の本屋さんでも、多くの店で病院ランキング本が独自にコーナー化し、山積みとなっている。インターネットを検索しても同種の試みがいくつも見つかる。新聞や週刊誌でもこの手の特集記事がよく組まれる。いわく、「『患者にやさしい』病院ランキング」「『安全重視』病院ランキング」「二一世紀型良い病院」「信頼できそうな病院」「看護婦が選んだ病院ランキング」などなど。百花繚乱の趣があり、その気になればいくらでもほしい情報がすぐに手に入るかの様相である。

だが、いざ病院にかかるときに、本当に頼れる情報はあるのだろうか。情報が氾濫し、それぞれの基準がばらばらだと、よっぽどの目利き読者でない限り、かえって迷ってしまうことだろう。私自身もランキング本の山を前に、そんな思いにとらわれていた。ところが、こうした混沌とした状況に一石を投ずる本が、昨年後半に二点相次ぎ出版され、話題になった。特徴は「物差し」がはっきりしていることだ。

一つは、昨年八月、ヒットチャートでおなじみのオリコンが出した『患者が決めた！いい病院』（関東版）。専門の子会社を設立しての出版だったが、「なんで音楽のオリコンが？」と話題になり、瞬く間に一〇万部を突破するベストセラーとなった。さらに一二月中旬には近畿・東海版も出版、「二匹目のどじょう」をねらう勢いだ。この本の特徴は、「患者の生の声を反映させた日本初の医療ランキング」にある。徹底して患者側だけの情報で、病院と医師のランキングを出しているのである。

なぜ「患者」なのか？　オリコン・メディカルの日高輝明事業部長はこう説明する。

「これまでのランキングや評価の情報は、医療側・専門家側から見たものばかりでした。厚生労働省の九九年の受診調査では、病院選びに七割の人が『家族・友人・知人から聞いた』情報を参考にしています。現状では、患者自身に本当に必要な情報がないのです。そこで、シンプルに患者側だけから見た情報を提供しようと思ったのです」

調査は、首都圏一都三県の一〇代後半～六〇代までのモニター合わせて九万人を対象に、本人と家族のかかった病院・医師に関するアンケートをインターネットで実施。そこで得た六万五〇〇〇件の情報をもとに、「医療全般」「医療水準」「医師の説明のていねいさ」など八項目について各医療機関が得た満足度の平均値を合算し、一〇〇点満点で評価している。「診療科別」では一〇票以上、「総合」では二〇票以上を得た医療機関を評価対象とし、規模の大小を問わずに「同じ土俵」でランクづけした。その結果、総合一位になったのがなんと開業一年半の小児科クリニックで、ほかにも小さな診療所や歯科が上位に多く入っている。

この手法には「診療所と病院を同じ土俵に上げられるのか」「交通の便も評価の対象か」「医療水準を患者が評価できるのか」といった批判が寄せられた。それでも、患者の一方的な主観に拠ったランキングの意義を、日高さんはこう話す。

「主観も数多く集積すれば、客観に近づきます。医療情報の問題点は、医療提供側と患者側の大きな情報格差という非対称性に集約されます。このアンバランスを是正するには、患者側からの情報発信が役立つはずです」

さらに、大病院と小さな診療所を同じ土俵に乗せた意義も、次のように説く。

「調査の結果、町医者がかならずしも難易度の低い病気だけを扱ってはおらず、大病院の患者が重症者だけに限らないこともわかりました。大病院で受診する必要がない患者も受診しているのです。今さかんに『かかりつけ医をもとう』といわれるけど、もちたくてももてない現状があります。大病院や専門病院中心の既存本とは異なり、身近な個人診療所がランク入りしている本書が、そこに風穴を開けるきっかけになると思います」

音楽市場調査を専門とするオリコンが医療分野に参入したのは、新たなビジネスチャンスを求めてのこと。創業以来約四〇年間培ってきたノウハウを、他の社会情報の提供に生かせないかとリサーチしていたところ、内閣府の生活産業創出研究会が二〇〇二年一二月に発表した報告書と出合った。「これだ」とひらめいたという。

研究会は「国民の役に立つ新産業」を発掘し、雇用の創出を図るのが目的。報告書には「よい医師・医療機関によって、よい医療を受けたいというニーズは強い。医療情報関連サービスは、今後飛躍的に発展する可能性を秘めている」との指摘があった。大きなビジネスチャンスがあるというのだ。背景には、健康志向と、高齢化に伴う医療費の抑制圧力がある。ごていねいに「医療番付」「医療マッチメーカー」などの具体例も挙げてくれていた。

医療番付のくだりはこうだ。「日本医療機能評価機構の評価にとどまらず、民間企業により、医師・医療機関同士による評価、患者や家族からの評価、治療実績などの医療内容に関する評価など、さまざまな観点から評価を行なうサービスが期待される」。裏返せば、現状はまだまだ情報サービスが不十分だということになる。

報告書にある「さまざまな観点」の一つが、オリコン本では「徹底した患者側」の観点だった。だが、これには素人の主観だけに頼っているという難点があるのも事実。同書と並んで話題になったもう一冊は、逆にいかに客観的な尺度からランクづけするかに腐心している。『手術数で選ぶ病院ランキング』（宝島社）がそれ。この本は二〇〇二年九月に出された『別冊宝島』を〇三年九月に単行本化したもので、「手術数で選ぶ」という選考基準が医療関係者らの間で話題を呼んだ。

なぜ手術数なのか？　同書の本文冒頭の見出しに答えがある。「手術数が多いことは良い病院の『最低条件』である」。単純に言えば、手術数はその病院の実力度にほぼ比例するというのだ。これは米国の先行研究で科学的に裏づけられていることで、日本では国立保健医療科学院政策科学部の長谷川敏彦部長が行なっている「医療の質を測る研究」でも実証されつつあるという。ただし、データを取るには術式や収集法のすりあわせが必要だが、日本ではこの点でばらつきが目立つ。そこで同書では、がん・心臓病・脳卒中の三大疾患を中心に全国の主要病院三一四九施設にアンケート調査し、一三二三施設から得た回答（回答率四二％）をもとに、各疾患ごとに二〇〇〇年の症例数でランクづけをしている。

手術数に基づくランキングは、『週刊朝日』でも二〇〇二年八月の第一弾を皮切りに、随時同趣旨の企画記事を載せている。ともすれば客観性に欠けがちなこれまでのランキングに、手術数は一つの有力な目安を提供し始めたようだ。そして、じつはこの見方には有力なお墨付きがある。厚生労働省が〇二年四月の診療報酬改訂で「手術件数による支払い制度」を導入したのだ。『週刊朝日』の記事も、この内部資料をもとに書かれたものだった。

改訂の内容は、各種がん、脳腫瘍、冠動脈バイパス移植など難易度の高い手術や特殊な手術一一〇項目にわたって基準症例数を設け、その医療施設の前年実績が基準数を満たしていれば満額、満たしていなければ三割減額した診療報酬の支払いになるというもの。たとえば、脳腫瘍手術では「経験一〇年以上の医師が一人以上常勤し、当該手術を年間五〇例以上」が基準だ。実績ある施設に手術を集中させて質を確保する誘導策と見られるが、医療側からは猛反発があった。「線引きに科学的根拠があるのか」「数さえ多ければいいのか。重症例などの質が反映されていない」といった批判が噴出したのである。

よい医療を受けたいというニーズ

それはともかく、病院や医師のランキングに、これまで欠けていた「患者側視点」「客観的な判断基準」が加わり、「よい医師・医療機関に、よい医療を受けたい」というニーズに、より確実に応えようとする動きが出てきたと言えそうだ。この動きをいっそう加速させたものが、内閣府の研究会の報告書でも例示されていた「医療マッチメーカー」だろう。これもさまざまな試みが現実化しており、昨年秋に新たな動きがあった。

社会保障関連の出版社・法研が昨年一〇月からサービスをスタートさせた「ベストドクターズ・サービス」だ。同社は一七年前から健康保険組合の組合員を対象に「ファミリー電話相談」を実施してきたが、どうにも相談に応えられないものが「よい病院」「よい医師」に関することだった。そこで新事業を検討してきたが、病院ランキングは見送った経緯がある。事業開発部事業開発課長代理の三上健一さんは、こう説明する。

「ランキングは一見客観的に見えても実は客観性に欠け、実際にはそれほどありがたくないシステムだと気づいたのです」。たとえば、患者の口コミ情報では医師の腕をきちんと評価できず、接遇の良さなどのアメニティに偏りがち。客観的と思える治療実績にもとづくものでも、難しい手術をやらなければ成功率が高まるなど「数字のマジック」が隠されている恐れがあるというのだ。オリコン本については「患者側の視点に立った大事な情報」と認めながらも、「生命に関わる選択には向いていません。生命に関わらない入院で快適さなどのアメニティを求める場合には、九五％は妥当だと思います」とその限界を指摘。「でも、うちの『名医紹介』なら九九％ですよ」と胸を張る。

「ベストドクターズ・サービス」は、三大疾患、運動ニューロン疾患、多発性硬化症、アルツハイマー病などの主に重篤患者を対象に、「名医」の診療を仲介するものだ。「よい病院」に行っても、必ずしも「名医」に受診できるわけではない。このサービスなら、間違いなく「名医」とつないでくれるというのである。患者（家族）が同社に申し込むと、専門スタッフが病状などのヒヤリングを行ない、最適な専門医をリストアップして患者に報告する。患者がその中から受診希望の医師を選択して伝えると、同社がその専門医への受診予約をしてくれるのである。

気になるのは「名医」の基準だ。だれが「名医」と決めるのか？　このサービスは米国のベストドクターズ社（本社・ボストン）と代理店契約しており、同社がすべての「名医」を認定している。多数の医師に「あなたや家族が、あなたの専門分野の病気にかかった場合、どの医師に治療を頼みますか」とアンケートし、評価が各国の上位一～五％に入った医師を「名医」としているという。ピア・レビュー（仲間内の推薦）といわれる主観に基づく手法だが、「専門家の主観であり、しかも数が多いので客観性が高まります」という。同社は、全世界で一〇〇万人以上の医師に調査し、米国で三万人、世界では五万人以上を「名医」に認定した。日本では外国留学経験者を中心に聞き取り調査を行ない、約一四〇〇人が認定されているという。

法研では、他社が行なっていた代理店契約を昨年（〇三年）四月に引き継ぎ、サービスを一〇月からスタートさせた。今のところ通信会社など三健保組合が加入し、サービス対象者は家族を含めて六万人ほど。これを今年（〇四年）は一〇健保、家族を含めて三〇万人の規模に拡大する計画だ。契約料は加入者一人あたり年三〜一二ドル、一万人規模の組合で八万ドルほどになる。赤字組合の増加が社会問題化しているが、「名医」との確実な出会いを求めるニーズは高まっているようだ。三上さんはこう説明する。

「ランキング本で良い病院と紹介されていても、それはその病院が平均的に優秀だということです。一〇人の医師がいて本当に優秀なのは二、三人かもしれません。そこで、最近は『名医』という切り口のものが増えてきています。世の中の流れが、医師個人の技術に目を向けるようになってきています」

まだこの手のサービスは一般化していないが、人々が「よい病院・よい医師」の情報に飢えているのは間違いない。それを強く印象づける現象がインターネットで見られた。健保組合の総元締め・健康保険組合連合会が、昨年一〇月二〇日から「けんぽれん病院情報」の提供をインターネットで始めた。その直後の二一日〜二七日の一週間、一日平均二万件のアクセスがあり、日経ネットナビのサイトランキングでダントツの一位を占め、その後も数千件のアクセス数を維持しているのだ。オリコンの日高さんも「注目しています。なにしろレセプトの審査がありますから、病院側の情報も引き出しやすいのでは」という。

サイトで提供している情報は、全国約九二〇〇病院の四分の一にあたる約二三〇〇病院に関する情報。三〇〇種の「疾患名」と「病院名・診療科」から検索でき、各病院の診療科目、診療時間、医療スタッフ数や、疾患ごとの検査や治療、手術、インフォームド・コンセント（医師が患者に、その病状や治療方法とそのプラス面・マイナス面、予後などについて必要十分な情報を与え、治療方針に患者の自発的な同意を得ること）やセカンド・オピニオン（診断、治療法などについて、一人の医師の意見だけでなく、別の医師の意見も聞くこと）への取り組み状況、各病院の得意分野などがわかる。さらに、当該病院のホームページや地方自治体の難病や救急医療のページにもリンクしている。それでも迷う人には、健保連の電話センターで看護師らが相談に乗ってくれるという。

きめ細かな情報提供である。全国の病院情報が一つのサイトで見られるのも、全国組織の保険者団体という持ち味ゆえだ。それでも今のところ、病院側が出してきた情報をそのまま載せているに過ぎず、それを批判する声もあるという。レセプト（診療報酬明細書）審査の強みを発揮して、「よい病院」「よい医師」の核心に迫るような情報を盛り込めないのだろうか。健保連医療部長の高智英太郎さんは、微妙な立場をこう説明する。

「現状の制度の骨組みを崩さずに、患者、医療側、保険者のトライアングルをいかによく機能させるかが基本姿勢です。提供情報も、信憑性があり、活用のしがいのある基本情報を、と考えています。その先の情報は、今後の医療側との協議にかかっています。ただし、レセプトがらみの情報や診療傾向などになると、ぎらぎらした話になるので……」

最後はちょっと歯切れが悪くなった。病院側の協力あっての企画であり、つまりは医療側との協調体制を大事にしてゆく姿勢のようだ。企画の準備に三年をかけ、その間に医師会や病院団体の理解もとりつけてきた。企画自体のねらいも、ただ情報を提供するだけでなく、「医者任せの医療」から脱却して「患者中心の医療」を確立することにあるという。高智さんは背景をこう解説する。

「社会・経済が混迷し、健保の給付率は下がったのに保険料は安くならない。給料が減り、保険料収入は上がりません。また、リストラ組がいきなり国保に入るようになり、〇二年一一月には国保加入者が初めて五〇〇〇万人を超えた。脆弱な各組合は財政がいっそう厳しくなっています。これまでの医療は医者まかせが多かったのですが、疾病の多様化と高齢化で生活習慣病の予備軍なども増えています。そうなると、いかに適切な医療支出の水準にとどめていくかが重要になってきます。医者まかせから脱却し、患者中心の医療の確立が必要なのです。同時に賢い患者になる努力も促そうというのです」

患者が賢くなれば、無駄な投薬や治療も控えられるようになり、結果的に医療費の節約にもなる。それが日本の医療の質を高めることにもなるはずだ。そのための情報提供だというのである。そうした観点から、高智さんは病院ランキングについても効用を認める。

「ランクづけするのは差別になるので、我々はできません。でも、週刊誌などではいいでしょう。患者はこうした情報を比較検討するはずです。うちの客観的情報と週刊誌の情報をつき合わせて、いい意味での学習をする。すると、自分で考える力がついてゆく。そうして情報の非対称性が埋まり、医療側も変わらざるを得なくなる。そして、ダメな所はダメになるし、いい所は相当良くなってゆくのではないでしょうか」

なるほど、多様な情報をつき合わせることで、学習効果がある。その学習を通じて患者が賢くなれば、医療機関も変わらざるを得なくなるというのだ。この指摘は納得できる。では、当の医療機関側は、昨今のランキング・ブームをどう捉えているのだろうか。

医療機関側の反応は

各種ランキングで上位の常連、聖路加国際病院を訪ねた。オリコン本では脳神経外科が総合二位に入り、石川陵一部長が「ベスト・ドクター」に選ばれた。石川さんは「オリコンのランキングは、人気投票だなどと悪く言う人もいます。たしかに技術力や能力の本当のところはわかっていないかもしれません。でも、実際にかかった患者の投票であり、一つの真実をとらえている面がある。私たちは当たり前の医療を当たり前にやることを心がけているだけですが、素直にありがたいと思います」と喜ぶ。しかし、ランキングや評価のあり方については、まだまだ改善の余地があることを指摘する。

「医療事故報道などで不安が高まり、患者さんが病院の名前や看板を疑い始めた。患者さんが自己決定する方向にあります。こうして社会的ニーズが高まり、やっと第三者評価が始まった。どんどん進むべきです。評価されること、患者さんの苦言こそ、改善のテコになります。でも、これまでの情報は医療側の視点しかなく、しかも、都合のいい数字しか出さないものが多かった。

日本で足りないのは、〝格〟のある非営利の第三者機関による各分野ごとの評価、それも重症度を加味した治癒率などのアウトカム（結果）評価です」

結果評価の一つの試みが手術数によるランキングだが、これには批判もあり、それだけで十分でないのも確か。今後の重要な課題だ。石川さんの言う、信頼できる第三者機関による評価がない結果、一つの憂うべき現象がおきている。マスコミで取り上げられた病院や医師に、患者が一時的に急増するのだ。「ドクター・ショッピング」の氾濫である。その悩みを同病院の中村彰吾事務長が語る。

「選ばれるのはありがたいですが、痛しかゆしです。評価が良ければ患者さんが増え、収入は増えます。でも、待ち時間が長くなり、サービスの低下がおきる。特に最近は、専門医のセカンド・オピニオンを聞きたいという患者さんが増えています。一般の患者さんに紛れて、診察室に入ってからデータをどっと出すのです。これには時間をとられるので、予約制の時間も崩れてしまいます」

ちなみに、石川さんのもとには九州から患者がセカンド・オピニオンを聞きにきたそうだ。不安を抱えた人々が全国規模で右往左往している現状が、垣間見えるエピソードだ。

次に、日本医師会を訪ねた。これまでの取材先では総じてランキング・ブームについて好意的な反応が多かったのだが、ここだけは違った。東京の日本橋で診療所を開いている櫻井秀也常任理事は、「地域のかかりつけ医にランキングは必要ありません」と断言した。櫻井さんは医療の特殊性を念頭に、ランクづけの必要条件を三つ示す。⑴物差し、⑵客観的公正さ、⑶患者と医師との一対一の個別性への配慮――の三点である。

「⑴と⑵はクリアできても、⑶の個別性についてはどうでしょう。オリコンのランキングは、物差しははっきりしている。でも、どういう患者さんにどう聞いたかという公正さには疑問もあります。インターネットにアクセスする票にはバイアスがかかるのではないですか。オリコンの調査対象は九万人ですか。数が多ければバイアスが減るかもしれないけど、日本全国の患者数は外来、入院合わせて一日九〇〇万人もいますよ」

結局、⑵についても疑問を投げかけた上で、⑶の個別性ではこんな説明をする。

「医者選びには二つの切り口があります。まず、地域のかかりつけ医は、いわば親友選びです。自分にウマが合うかどうかが決め手。親友を選ぶのにランキングで選びますか。ナンセンスでしょ。次に、専門医については、⑴の物差しがきちんとしていて、⑵の公正さがあれば、ランキングを一つの指標として参考にするのはいいかもしれない。でもね、専門医にかかるときにもかかりつけ医に相談して決めるほうがいいのです。選ぶのは患者さんの自由ですが、軽い病気でも大病院に殺到し、その結果、三分診療を引き起こし、重症患者を押しのけることにもなるのです」

すっきりとした論理だ。ただし、頼りになる「かかりつけ医」がなかなかもてない現状では、「絵に描いた餅」的な面も否定できない。医療が地域性や患者・疾病ごとの個性に対応した個別性の高いサービスであるのは、まちがいない。だからこそ患者はきめ細かい情報を入手したがっていて、そんな要求や現状への不満がブームを後押ししているのではないだろうか。しかし、櫻井さんはブームの背景も次のように一刀両断にする。

「銀行やホテル、本のベストセラーなど、ランキングや格づけがはやっています。若い人のノウハウ志向という社会風潮が背景にあるのでしょう。でも、医療は個別性が高いのですから、たとえば、満足度もレストランのそれとは同一に論じられませんよ」

患者中心の医療へ

情報公開や評価を医療の質的向上に結びつけようと積極的にとらえる人たちと比べると、日本医師会のこの見方はあきらかに後退している。医療問題に発言を続けている消費生活アドバイザーの坂本憲枝さんも、「全体で見ると、開業医の対応がいちばん遅れています。私のかかっている開業医の領収書は八百屋のレシートと同じです。かかりつけ医をもてと言うけど、もしかかりつけ医が不勉強だったら、良い専門医の紹介も受けられません」と指摘する。

坂本さんらのグループは昨年（〇三年）、首都圏六六病院について情報公開の調査を実施した。二〇〇二年四月に広告規制が緩和されたのを受けて、患者が病院選びに役立つ、広告が可能になった情報などをどれだけ公開しているかを調べたものだ。結果は、「広告可能となった項目の情報は待合室からほとんど得られなかった」という。

たとえば、待合室で得られた情報では、セカンド・オピニオンについては三病院、電子カルテの導入状況は二病院、平均在院日数はたった一病院で、治療方法、手術件数、症例別患者数などの情報は皆無。患者が最も知りたい肝心の情報は開示されず、「医師・看護師の患者に対する配置割合」五〇病院、「意見箱」四七病院、「基本理念」四二病院などが好成績だった。だが、意見箱にしても意見の中身まで開示していたのは一一病院しかない。病院の及び腰がうかがえる結果だ。坂本さんはこう分析する。

「患者不在の医療から、患者中心へ大きく動いています。医療者も苦慮していると思うのですが、何が足りないのか、どうしたらいいのか、誰に聞いていいかわからない状態ではないでしょうか。ランキングづけなどの情報は歓迎すべき傾向です。ただし、評価の条件をもっとシビアにし、信頼に足る情報がほしいですね。今のものでは、命がかかっている人が病院を選ぶのは難しいでしょう。医療側も情報提供のメリットをきちんと認識すべきです」

医療側からの開示、マスコミ情報の質という両面で、まだまだ必要な情報が不足しているのである。そして、つまるところは、「信頼に足る客観情報を」という話になった。では、その期待に応えるものはまったくないのだろうか。公的な第三者機関による医療機関の評価は、実は一つある。財団法人・日本病院機能評価機構の審査である。

同機構は一九九五年に設立された。基本財産を、厚生労働省、日本医師会、日本病院会、日本看護協会、健保連などが出資、役員にも各組織から人材が送り込まれている。進んでいる米国の評価システムを日本に導入しようと作られた組織で、病院の機能を「中立的」かつ「学術的」な視点で第三者評価し、問題点の改善を支援してゆくのがねらいだ。

審査は任意制で、希望する病院だけを対象とし、病院側が所定の調査票に書き込む「書面審査」と、医師・看護師・病院事務職など複数の調査者が病院を訪れる「訪問審査」の二本立て。病院組織の運営・管理、地域との連携、患者の権利と安全の確保、療養環境と患者サービスなど多岐にわたる項目をじっくりと審査し、すべての項目で一定水準以上の評価を得たら合格の認定証が発行される。問題点が明らかになった場合は改善後に認定し、五年ごとの更新もある。認定レベルをずっと保っている病院はかなり高いレベルの機能を有している、と見てもよさそうだ。

審査料金だけで一二〇〜二五〇万円かかり、合格に向けた体制整備にも大病院では数百万円から一〇〇〇万円以上をかけているのが実態だ。それでいて認定証一枚しかもらえないのだが、多くの例では事前準備を通して院内の組織機能や雰囲気が好転し、医療の質的向上にも結びついているという。

二〇〇三年一〇月二〇日現在、認定病院数は一〇四九病院で、全病院の一一％ほど。制度発足から数年間はなかなか受審数が増えなかったが、〇一年度、〇二年度に急増した。規制緩和で機構の評価内容を広告できるようになったのと、診療報酬改訂で「緩和ケア病棟入院料」と「外来化学療法加算」の施設基準に、「日本医療機能評価機構等が行なう医療機能評価を受けていること」と名指しされ、この評価がないと診療報酬を受けにくくなったからだ。

「任意審査なのに強制的だとの声も、施設基準の件ではありました。でも、これで審査自体にも社会的責任がもたされ、社会的にもだいぶ認知されてきました」

こう語るのは、同機構の篠塚功事業部長。施設基準の「等」には「ＩＳＯ」も含まれるのだが、明らかに「追い風」が吹いたのだ。しかし、これまで同機構の審査内容には、「ハード中心で、一般の人が見てもわかりづらい」との批判があった。その批判は機構側も十分承知のようで、二〇〇二年の評価項目改定では、情報活用や医療の安全部分にも目を向け、実際の診療経過を見るケア・プロセス評価も導入した。さらに、治療実績のアウトカム評価も「研究中」という。〇二年九月からは、同意を得た八三九病院の詳しい評価結果をホームページで公表、〇三年一〇月には書籍にして一般への販売も始めた。続く一一月には、「患者さんと考える　医療の質・よい病院」と銘打った初の公開講座を開催。このところ、ずいぶんと積極的である。

公開講座で同機構の井原哲夫副理事長は、「ＥＢＭ（科学的根拠にもとづく医療）についての情報提供を本格的に始める準備もしています。財政事情が悪化し、国民医療費を抑えなくてはならず、高い質の安全な医療を能動的に選択したいという患者のニーズが高まり、医療機関同士の競争も激しくなっています。多くの患者が医療の十分な情報をもつようになる。すると、情報を提供する病院が生き残り、医療機関の質が高まり、情報をもたない患者にも恩恵が及ぶはずです」と挨拶した。

もちろん、こうした動きの一翼を同機構が積極的に担っていこうというのだ。続くパネルディスカッション、会場との質疑でも、「よい病院・よい医師」とともに「医療情報の公開」が話題の中心になった。一般参加者からは、医療側と患者側との間にある、情報公開に関する認識の大きなずれへの批判も聞かれたが、より患者に役立つ医療情報の公開は押しとどめようのない大きな潮流になってきたことが十分に実感させられた。

うまくミックスして利用を

内科医で経営学修士でもある多摩大学大学院の真野俊樹客員教授は、医療マーケティング論を研究し、「医療はサービス業である」というのが持論だ。最後に、真野さんに現状分析をしてもらって締めくくろう。

「ブームの背景には、医療構造の変化があります。七〇年代までは結核などの感染症が中心で、患者は意見を言えなかった。これが抗生物質で抑えられ、今は生活習慣病中心に変わった。糖尿病、高脂血症、肥満などは医療の範囲内できることが限られています。患者の参加が必要になり、患者が主張できるようになったのです。同時に、米国では消費者の立場が強くなり、日本にも伝わってきた。消費者が自分で医療を主体的に選びだしたのです」

今、その選択にランキングや評価を利用しだしたのだ。真野さんは「ランキングや評価は、特にサービス業になじみます。モノは規格に合うかどうかですが、無形でやりとりすると無くなるサービスこそ、なじむのです」と指摘する。ただし、手術などは「信頼財」（消費者が経験しても真価を評価できない財）、過程が重視される生活習慣病などの治療は「経験財」（経験しないと評価できない財）なので、購買前に商品の属性を把握しやすい「探索財」よりも複雑であり、医療は評価しづらい面があるという。

そこで、さまざまな観点からの評価が登場することになる。真野さんは、評価の視点別に、(1)患者側に立って「過程」を重視するもの（オリコン本など）、(2)専門家の視点で「結果」を重視するもの（『宝島』本など）、(3)第三者の視点から「仕組み・構造」を重視するもの（日本医療機能評価機構の審査など）——の三種類に分類する。そして「(1)は昨年（〇三年）あたりから出てきた。(2)は以前からあり、(3)は点数制で玄人っぽいけど、わかりづらい。結局、これらをうまくミックスして考えるのがベスト」と勧める。

ただし、現状の評価が内容的に十分満足できるものかと言えば、答えはノー。真野さんは、「ランキングは、病気にかかっていない人には不要で、かかってこそ必要になるものです。でも、今のランキングはやっと手がかりになるかどうか、という程度のもの。評価の基準がブラックボックス化しています。野放しはまずいですね。ランキング会社の認定などが必要かもしれません」と指摘する。

混沌とした現状ではあるが、医療の評価、情報の公開は「第二ステージ」に立とうとしているのではないだろうか。取材を通じてそう実感した。この混沌は、より確かなものを生み出す前のカオスかもしれない。医療の堅固な扉がやがて開くのを、見守りたい。

第二章　正念場を迎えた生殖補助医療

着床前診断をめぐって

「日本も下手をすると、アメリカのようにやり放題になる。会告（日本産婦人科学会の会告）があっても平気で破り、マスコミが騒ぎ立てるので、学会に対する不信感が募っている」と、リタイアした産婦人科医が思い余った表情で声を上げた。一方、北九州の産婦人科医は「着床前診断を習慣性流産の人にも認めてほしい」と、会告の適用を緩めるよう訴える。車椅子でかけつけた身障者団体のメンバーらは、着床前診断による「生命の選別」を激しく批判した。

日本産科婦人科学会（日産婦）が今年（二〇〇四年）六月一四日に東京都内で開いた公開シンポジウム「着床前診断をめぐって」の討論では、対立意見が激しく飛び交い、収拾がつかなくなった。だが、対立を超えて共通していたのは、多くの参加者が学会や国の委員会などの閉鎖的体質を厳しく批判したことだった。もっとオープンな国民的議論をという訴えだった。図らずも、大きく揺れる日本の生殖補助医療の現状が露呈したかたちだ。

　このところ、生殖補助医療の周辺がにぎやかだ。神戸市の大谷産婦人科の大谷徹郎医師がひそかに着床前診断を一年余り前から実施していたことが二月に明らかになり、四月に学会から会告違反を理由に除名された。これを不服として五月末、大谷医師らは日産婦とその現・元幹部四人を相手取り、会告の無効確認と総額七七〇〇万円の支払いを求める損害賠償訴訟を東京地裁に起こした。また、ここ数年くすぶり続けていた代理出産問題では、タレント夫婦が米国人女性に依頼して生まれた双子の出生届が六月はじめに不受理とされ、話題になった。着床前診断（受精卵診断）と代理出産という、日本の生殖補助医療の最前線で議論になっている二つの問題に焦点を合わせ、何が問題なのかを追跡しよう。

　まずは裁判の原告、被告双方の言い分を取材しようとしたら、被告の日産婦から多忙などを理由に個別の取材を断られ、代わりにシンポジウムの取材を勧められた。そのシンポの様子が冒頭の場面であり、実は原告らの大きなねらいの一つも学会の閉鎖的体質批判にあった。原告側代理人の遠藤直哉弁護士（桐蔭横浜大学法学部教授）はこう語る。

「訴訟の目的はディスクロージャーです。会告はあくまでガイドラインで、幅が必要。従来は会告に違反しても除名せず、緩やかに運用されていた。その後、根津医師の問題もあり、マスコミに追及されると急に厳しくなる。学会幹部のうち、実際に生殖医療をやっているのは一～二割で、きちんとしたバランスのある考えがない。それで少数派を除名するわけで、こうした構造を国民に広く知らせるために提訴しました」

　訴訟には大谷医師のほか、着床前診断を希望する患者夫婦五組九人と、非配偶者間の体外受精を行なって日産婦を除名され、昨年（二〇〇三年）二月に和解が成立、今年二月から学会に復帰したばかりの諏訪マタニティークリニック（長野県下諏訪市）の根津八紘院長も、原告に加わっている。訴状によると、原告患者のうち一組は遺伝性疾患、四組は習慣性流産で、着床前診断を必要としている。だが、日産婦に申請しても規制する会告（一九九八年）により却下される恐れが強い。そこで、憲法第一三条の幸福追求権などを根拠に、「会告は最新の医療を選択する権利や、子供を生む生まないを決める自己決定権を侵害している」として、日産婦が着床前診断を妨げないことや会告の無効確認を求めている。

九八年会告は、受精卵（胚）の着床前診断を治療法がない「重篤な遺伝性疾患」に限り、申請された疾患ごとに個別審査して認めるというもの。日産婦は、外部委員を交えた倫理審議会にその妥当性を諮問、四月に「妥当」との答申を得ている。「着床前診断は、診断可能な疾病やその精度の面で技術的な限界があり、出生前診断にとって代わる技術ではなく、なお研究段階の技術と言わざるをえない。初期胚からの細胞採取に伴う将来にわたる危険性は未知であり……」という理由からだった。

着床前診断への規制

着床前診断は一九九〇年に英国で最初に報告され、欧米で臨床応用が広がっている。答申によると、これまでに四〇〇〇件実施され、七〇〇〜一〇〇〇人の子供が誕生していると推定される。大半が米国の二施設と、それと提携しているベルギー、イタリアの施設の計四施設による実績で、三分の二までが高齢対象者か習慣性流産の染色体異数性検査という。法律で事実上禁止している国はドイツ、オーストリア、スイスの三国で、ナチスの優生思想の影響と見られる。フランスやスウェーデンでは法と政府指針で重篤な遺伝性疾患に限って認めている。イギリスでは担当官庁の認可が必要だが、アメリカではほとんど法規制がない。

具体的なやり方はこうだ。排卵促進剤で多排卵させた卵を体外受精させる。得た受精卵が四～八個の細胞に分裂した段階で一～二個を取り出し、病気の遺伝子や染色体異常がないか調べる。この時、男女の別もわかる。異常のない受精卵だけを子宮に入れ、病気のない子や流産しない子を妊娠させようとする。妊娠後になされる出生前診断にもとづく中絶に比べれば、倫理的問題が小さく、女性の身体的・精神的負担も軽いというのが、肯定派の論理だ。しかし答申では、一～二個の細胞を除去された受精卵から育つ子供の将来への不安以外にも、多数の受精卵を作ってその中から移植胚を選択する「生命の選別」という優生学的な問題、使用されない胚も生命の萌芽である点などを指摘し、慎重な配慮を求めている。障害者差別や生命の安易な扱いにつながる恐れがあるのだ。

今の日本では日産婦会告が唯一の規制だが、国レベルでは内閣府の総合科学技術会議の生命倫理専門調査会が検討をしてきた。六月中旬に開いた会合では、七月にもまとめる予定の最終報告書で着床前診断について触れない方針を決めた。議論不足が理由で、当面は学会の自主規制にすべてを委ねることになる。学会にはこれまで、鹿児島大学（一九九九年、デュシェンヌ型筋ジストロフィー）、北九州の開業医（同、習慣性流産）、名古屋市大（二〇〇三年、筋緊張性筋ジストロフィー）、慶応大（二〇〇四年、デュシェンヌ型筋ジストロフィー）の四件が申請されているが、前の二件は「診断法が適切でない」「重い遺伝病とは言えない」と却下され、残り二件はまだ審査中だ（この記事執筆中に結論が出た。後で詳述）。

結局、日本では慎重論が支配的で、学会で認めた例はまだなかった。そこへ大谷医師が学会に申請もせずに一年前から三例を実施（一例は男女産み分け、一例は性に付随する多因子形質疾患、一例は高齢患者の染色体異常）していたことが発覚し、大騒動になったわけだ。大谷医師は当初、学会のペナルティには「対抗する。謝罪はしない」と言っていたが、途中で一転、謝罪文と「今後実施しない」との誓約書を学会に提出、そして再度姿勢を転じての提訴だった。この目まぐるしい心変わりの経緯は訴状でも触れている。それによると、謝罪文などを出したのは、大谷医師が以前に神戸大学助教授だった頃の上司の教授が学会副会長選に打って出ており、選挙にこの一件が悪影響するのを恐れて圧力をかけてきたからという。大谷医師は学会の倫理委員会で事情聴取も受けたが、謝罪文を提出したこともあり自らの正当性を主張できず、学会が除名処分に踏み切ってしまった。だから裁判に訴えたというのだ。

こんなエピソードを通じて原告は、学会の権力的体質と処分の恣意性・差別性、きちんとした論議抜きに会告が生み出される背景、会告ができると「法律化」して強制される実情、そして着床前診断自体の正当性を訴えようとしている。詳しい話を聞きに、六甲山の上り口に近い神戸市灘区の大谷産婦人科を訪ねた。大谷院長は早口に話しだした。

「日産婦の体質はひどい。要するに大学教授じゃないと発言権がない。〝雲の上の人〟が決めているんです。内部で改善しようとしても、私たちには何もできません」

大谷医師は学会の体質をこう批判し、オフレコという約束で助教授時代の自身の体験を話した。要するに、大学教授以外は学会員の資格があってもなきに等しいという話で、たしかに四月現在の日産婦の役員は会長、副会長をはじめ、八人の常務理事、一三人の理事の全員が大学教授だ。しかも、大半が生殖補助医療に素人のメンバーで会告を決め、一度決めたら改正されないという。訴状でも、体外受精を公認した第一号会告（一九八三年）が出された時、座長の飯塚理八氏が三年ごとの見直しを公言したのに反故にされている事実を指摘している。また、補助金不正流用や論文盗用で問題になった大学教授、会告で禁止のパーコール法で精子からエイズウイルスを除去している医師らが何らの処分もされていないのに、大谷医師をいきなり除名処分にした。それはきわめて差別的なのだという。

大谷医師はこうした体質批判の後、着床前診断の正当性を訴えた。

「私は着床前診断を悪いとは思いません。出生前診断の羊水検査が許されているのに、着床前診断が許されないのがおかしい。どちらがより倫理的でしょう。文部科学省は研究用に生きた受精卵からES細胞を作っていいと言っているし、内閣府の総合科学技術会議の生命倫理専門調査会中間報告でも受精卵はヒトでもモノでもないと言っているのです。習慣性流産でもともと育たない受精卵を排除し、妊娠率を上げ、女性の負担が減らせます。困っている人にこれをやらないのは、第一線の医師として倫理にもとる。会告と患者の利益のどちらを優先すべきか。学会は怠慢です。女性の権利を考えていません」

訴状でも原告主張の重要な論拠となっているのは、出生前診断との比較である。母体保護法では遺伝疾患や先天異常を理由にした中絶を認めていないが、「経済的事由」の条項を利用して現実に水面下で広く行なわれているのは周知のこと。それと一体化し、出生前診断の多くが中絶を前提に実行されているのも事実。ところが、出生前診断では、妊娠初期の絨毛検査法で「重篤な伴性劣性遺伝性疾患の保因者」などに対象を限っているだけで、他の検査法に「重篤な」という限定はない。なのに、女性の身体への侵襲がより少ない着床前診断に、なぜ「重篤な遺伝性疾患」という制限をつけるのか、と矛盾を突くのだ。

だが、学会の審議会答申では出生前診断とこれとは別物と明言しているし、これは〈より倫理的〉よりも、〈より非倫理的でないか〉を比べ、事の本質論議を抜きに現実を追認する理屈だ。なにより「障害者を差別する生命の選別だ」という批判もある。

「たしかに、《より非倫理的でないか》の比較かもしれない。でも、日本で一年に一万例が体外受精で生まれているのだから、その人たちには着床前診断の方がいい。出生前診断のような『他者加害』を、着床前診断は伴わない。これは女性の選択の権利だと思います。倫理観は一〇〇人一〇〇通り。学会は中間管理団体として、個人の倫理を縛っているのです。着床前診断が障害者差別を助長しているとは思わないし、あのセンシティブなドイツでも連邦議会の議論で、出生前診断の実施が障害を助長している証拠はないと言っています。風疹の検査で妊娠初期の風疹感染がわかると中絶を選択する例が多いけど、それが差別につながっていますか」

しかし、この技術は生命の萌芽である受精卵をいじり、不要と判断した受精卵を廃棄する。また、事件発覚時に特に批判が強かった男女産み分けも、問題がないのだろうか。

「受精卵の廃棄は、体外受精で日本中、世界中で行なわれています。それを《選別》というなら、体外受精ができなくなる。不妊症の最高の治療を受ける権利を侵害することになる。男女産み分けは、他院で人工授精を一〇回やって妊娠したのに望む性でないから中絶、そして計二〇回も人工授精したという患者でした。中絶されては困るのでやったので、私は積極的にはやってないし、今後もやる気はないですが、倫理的にこちらの方が問題が少ないと思う。どこで線引きをするか？　クローン人間を作ってはいけない、人の遺伝子を操作してはいけないと思います。診断の延長でやることはかまわない。出生前診断に伴う妊娠中絶を避けるために、それをより倫理的にしたものが着床前診断ですから」

「よりまし論」としての着床前診断

結局、大谷医師らの論理は、この医療技術自体の是非よりも、現実の矛盾を突くことに中心があるといえる。出生前診断による中絶や、会告で禁止されているパーコール法（人工授精で行なう）を用いた成功率の低い不完全な男女産み分けが現実に広く行なわれ、黙認されているという矛盾に目を向け、着床前診断の優位性をアピールするのだ。要するに、問題の多い現状より改善されるのだから許されるべき、という理屈だ。この「よりまし論」を徹底して展開しているのが、もう一人の原告医師、根津八紘（ねつやひろ）さんだ。諏訪湖のほとり、長野県下諏訪町の根津マタニティークリニックに根津院長を訪ねた。

同院長は、一九八六年に四つ子や五つ子を妊娠した場合に胎児を母体内で死亡させる「減数手術」を初めて公表、九八年に妻以外の女性の卵子を夫の精子と受精させて妻の体内に入れる「非配偶者間体外受精」を初めて公表、二〇〇一年に「代理出産」を初めて公表という具合に、「日本初の掟破り」を重ね、社会に衝撃を与えてきた人物である。前の二つはその後、厚生科学審議会などで認められている。根津医師は、学会復帰したばかりなのに訴訟に加わった理由を、過去の実績をバックにこう語る。

「ボクは一八年間も問題提起をし続けてきた。最初は社会から受け入れてもらえなかったが、今やボクの意見を聞きに来る。今さらパフォーマンスをしなくてもよくなったのですが、学会との和解、復帰と同時に、今度は大谷さんを除名した。また愚かなことを始めたと思った。この十数年、生殖補助医療はめざましい進歩をしたのに、二一年も前の会告を金科玉条とし、反対すれば除名する。そんな科学者集団ですからね。私の訴訟参加を『またか』と見る人もいるけど、私が加わることで意味があると思って原告になりました」

体を張って生殖補助医療の前線を切り開いてきたつもりが、「白い巨塔」そのものの学会には届いてなかったというのだ。根津院長は、訴訟の目的をこう説明する。

「着床前診断を認めさせると、他の問題に広げてゆけます。医療は患者のためにあるのです。ニーズがないのに医療行為をすれば傷害罪に問われますが、患者が何とかしてくれと来るから治療してあげる。これが原点です。だけど、不妊の人は全体の一割前後しかおらず、マイナーな人たちです。だから、学会が問題提起して国民に考えさせなくてはいけないのに、オープンな議論の場や情報を提供するのをまったく怠ってきた。医の原点に反する集団相手なのだから、アクティブに行動しないといけません」

患者のニーズに応えるのが医師の義務だという理屈は、着床前診断や代理出産を肯定する人たちがよく使う。でも、患者が望めば何でも許されるわけでないことも、自明である。そこで、女性の体への負担が少なく、だれに迷惑をかけるのでもないし、個人の自由の範囲内だという「無危害論」や「自己決定論」、それに「よりまし」論が補強として使われることになる。根津院長の病院のＨＰにも、「よりまし論」が次のように展開されている。

「今回の着床前診断の件に関し学会の首脳部は『生命の選択をするとは何事ぞ』と強く否定しているが、そうならば、人工妊娠中絶はどうですかと問いたくなる。人工妊娠中絶には選択する余地すらない。それに比べ、出生前診断で生命の選択をされるほうがましであり、さらに着床前診断で選択される方が『よりまし』ではないであろうか。出生前診断が広まる中で、性別の診断、ダウン症を含む染色体異常の診断、奇形の診断がなされ、胎児は今や確実に選択されている。それが現実なら徹底して禁止しなければという意見が出て来るであろうが、禁止すれば水面下に潜り、今より劣悪な状態で行なわれるようになることは火を見るより明らかである。即ち、最早禁止することは不可能である。不可能であるならば『よりまし論』としての着床前診断を認めるべきではないだろうか」

禁止がムリならば「よりまし」なものを認めろ、という主張である。では、認めるとしても「線引き」は必要ないのだろうか。会告では「重篤な遺伝性疾患」に限定しているのだ。さらに、両医師らが主張している習慣性流産への適用については、流産は多因子によるものだから染色体だけを調べても意味が薄い、と疑問視する見方もある。そのあたりをどう考えているのだろう。

「線引きはできません。遺伝性疾患なら色盲も近眼も『重篤』な病気も同一線上にあり、線を引けない。そもそも『重篤』と、だれが何の根拠で決めるのですか。まずは重症のものからやろう、そして徐々に前向きに考えようというならわかる。会告を三年間固定し、議論して三年後には変えるならいいけど、未来永劫変えないのでは線引きできない。でも、着床前診断で染色体チェックをしても、習慣性流産はそんなに改善されないかもしれない。でも、治療法は進歩していくもの。患者に選択できる道を残しておいてほしいですね。選ぶのはその人たちの価値観であり、それを認めるのが自由主義の基本理念です」

生命の尊厳と選別

線引きは論理的には不可能、やれるとしたら見直しを予定した上でのことという主張である。固定されて硬直化した会告の背後で、それと矛盾する現実がますます広がっている。よりましな現実をつくるには、むしろ会告を現実的に変えるべきだというのである。では、着床前診断に反対している人たちは、両医師らの主張をどう見ているのだろうか。日本ダウン症ネットワークの理事で分子生物学者の百溪（ももたに）英一さんは、まったく逆の観点から「線引き」を否定する。つくば市の動物衛生研究所に百溪さんを訪ねた。

「譲れない普遍的なものとして、生命の尊厳がある。これを重視しないと、人権も、われわれの存在も否定することになります。着床前診断はどこから許されるかというボーダーラインは引けないし、会告の『重篤』条項は批判すべきものです。ただし、たとえば筋ジストロフィーの本人と親の間にも主張のずれがあります。親には子供に『申し訳ない』という気持ちがある。この悩みはきわめて重視すべきものです。だけど親となる以上、どんな子供が生まれても育てる覚悟があって当然です。ですから社会的コンセンサスとしては着床前診断を認められませんが、親が望んでやむを得ない場合に苦渋の判断、プライバシーの問題として他者が介入できないことはある。安楽死論議と同じですね」

百溪さんの持論は、「世の中には障害をもつ人と、これから障害をもつ人の二種類しかいない」というものだ。今、健常でも、誰もがいずれは障害をもつようになる。だから、障害者の問題は、すべての人の問題であるという。そう気づかせてくれたのは、今二一歳になるダウン症の娘さんを育てた体験だった。

「あの子たちのすばらしさを、私はわかっています。言葉を全然しゃべれませんが、言葉ではない説得をしてきます。ちょっと風が吹くと消えてしまいそうな弱い炎（ともしび）ですが、この子たちは世を照らす炎です。障害者をもつ親は、人には生命があり、その尊重がとても大事だということを、子供を通じて特別にレクチャーされている人たちといえます」

障害者は今の世の中で弱い立場にある。それにも増して、もの言えぬ胎児は弱い立場にあるといえる。だから百溪さんは、障害児を守ることと胎児の命を守ることを同一視する。

「いちばん弱いものを助けるのが、人間の基本原理です。そうしないと人間社会は成り立ちません。減数手術は、毒薬を注射して殺す。親の判断で〝きょうだい〟が全部殺されて自分が選ばれたと聞かされたとき、本人はどんな心理をもち、発達にどう影響するでしょう。母体保護法の経済的事由に該当する事例は今の世にありえません。どうにもサポートできない場合に、この条項を使って個別的に応じているのが実態です。明文化できないものもある、その逃げ道としてあるのであって、それを論拠に障害の子を選別・淘汰していいものではありません。〝不良の命〟を選別して殺したり、代理母を認めるようなことを社会的コンセンサスとすることは、生命操作を合法化し、何でもありにする恐れがあります。人間という動物には〝ナチスの思考回路〟があることを、謙虚にわきまえないといけません」

さらに、百溪さんは「自己決定論」についても、鋭く批判する。

「この論には、とんでもないまやかしがあります。命の大事さ、命の選択について教育されたことがない人が、同じくわかっていない医師から、難産や障害児の可能性を妊娠時に突然サジェッションされる。判断材料のほとんどないというムリな状況で判断を迫られるのです。詳しい医師が『大丈夫、ダウン症であっても子供さんはちゃんと育ちますよ』とポジティブな情報を提供し、熟考するよう勧めれば、より良い判断も可能になりますが、命のカウンセリングができる人はほとんどいません」

必要な情報がなければ正しい判断ができない、というのだ。「障害」と聞くだけで私たちは身構えてしまうが、百溪さん自身によるピアカウンセリング（障害をもつ当事者かそれに近い人が、互いに対等な立場で話を聞き合い、精神的サポートをしたり、情報の提供をするカウンセリング）経験では、実例を交えてきちんと説明すると大抵は納得し、出産に踏み切るという。百溪さんはこうもつけ加える。

「妊娠、分娩の時期は、命を考える重要なチャンスです。その時に深く考えずに『選別』をしてしまい、こういう考え方が社会的に当たり前になってしまうと、ネガティブな影響がまちがいなく出てくるでしょうね。自然界は多種類の中で調和がとられている。特定の遺伝子だけを選択すると、全体をゆがめることになります」

最後は分子生物学者らしい説明となった。私たちの目には「障害」に見える特質も、人間全体、生物界全体の視野から眺めれば必要なものかもしれないというのだ。この見方は、冒頭のシンポジウムでも複数の参加者から聞かれた。さらにシンポでは、次のような印象深い反対論も聞かれた。

わが子を筋ジストロフィーにより二七歳で失った、日本筋ジストロフィー協会の川端静子理事長は、「私の子は『幸せだった』と言って、この世を去りました。周囲の愛情があれば、幸せと言える人生が送れるのです。着床前診断の研究は大いに進めてほしいと思いますが、中絶ありきで話を進めてはほしくない。学会の倫理委は専門家ばかり。われわれ当事者や母親も出席できるように道を開いてほしい」と訴えた。

また、優生思想を問うネットワークの矢野恵子さんは、「重い遺伝性疾患でも同じ命です。障害の重さに線引きはできない。自己決定権と言うけど、その前に考えるべきことがある。一般社会が、障害者と接触せずに障害者＝負担と考えている。障害を避けるのが幸福だとする価値観が、障害者と女性を追いつめているのではないか。だけど、障害はいろんなことに気づかせてくれる。どんな子でもいいと楽に考え、個人に選択を委ねるのでなく、社会全体が障害をもつ子を受け入れるのが大事です」と、価値観の転換を説いた。

と、ここまで稿を進めてきたら、驚くニュースが入ってきた。六月一九日の朝刊に「受精卵診断、初の承認」という見出しで、日産婦の小委員会が慶応大の申請を認める答申を倫理委員会に報告したという記事が出たのだ。審査中だった二件のうち、デュシェンヌ型筋ジストロフィーの慶応大のケースは認め、筋緊張性筋ジストロフィーの名古屋市大は認めなかったという内容である。つまり、前者を「重い遺伝性疾患」と判断し、後者をそう見なかったわけだ。前者の型の患者は後者よりも短命で、後者の症状には幅がある。慶応大の夫婦は前者の第一子を出産、第二子は出生前診断で中絶という経験があった。ともかく、着床前診断について日本初の公的認定がなされることになる。

このニュースに接し、私は「ははあん」と思った。実は、取材中に「筋ジスの団体が着床前診断を呑んだ」という話を聞きつけ、日本筋ジストロフィー協会の川端理事長に五月末に取材を申し込んでいたが、川端理事長は電話で「複雑な問題なので、今は差し控えさせてもらいたい」と断ってきたのだ。私は「今は」という言葉がひっかかり、情報は本当なのかと半ば確信していた。シンポでは、そのご本人が上に紹介した「先に中絶ありきは困るが、研究は進めてほしい」と発言したのである。もう一つ、思い当たる節がある。パネラーの中に、着床前診断の海外の実績をさかんに紹介し、診断目的は「命の選別ではない」と強調した医師や、今回審査中の二つの筋ジスについて違いを詳しく紹介した医師がいたことだ。これは誘導ではなかったのかと勘ぐりたくなる。

ともあれ、また一つ、現実が進んだ。しかし、わずか五日前に開いたシンポでは、小委員会の審議経過にはまったくふれず、話が進められた。九八年会告にお墨付きを与えた倫理審議会の答申では「社会に向けての情報提供と対話の促進を」と日産婦に注文がつけられている。この注文に十分に応えているのだろうか。今こそ、より開かれた体質への改善が強く求められていると言える。

代理出産をめぐって

もう一つの代理出産も、体外受精の技術を応用し、生命の根幹にふれるという点で着床前診断と共通点をもつ。日産婦は昨年（二〇〇三年）四月、代理懐胎は対価の授受の有無を問わず認められない、との会告を出した。その理由は、⑴子の福祉を最優先させるべき、⑵代理懐胎は身体的・精神的負担を伴う、⑶家族関係を複雑にする、⑷この契約を倫理的に社会全体が許していない——というものだ。また、厚生労働省の生殖補助医療部会も昨年四月に最終報告書をまとめ、「代理出産」を罰則付きで禁止する方向を打ち出した。法制化の準備も進められたが、自民党内部の反対などから国会への上程がストップしている状態にある。

この代理出産も下諏訪の根津医師が、二〇〇一年五月に日本国内初の出産例を公表して先鞭をつけている。体外受精で得た夫婦の受精卵を妻の妹の子宮に着床させ、出産させたものだ。前年一二月に厚生科学審議会が禁止を打ち出したが、実施に踏み切ったのはその前だった。日産婦にはまだ方針がなかった。まずは根津医師の考えから紹介しよう。

「私は夫婦の受精卵に限ってやっている。子宮がないので他の人に託して生んでもらうのですから、論理的には夫婦の子です。生む人もボランティアで愛情を注いでやるのですから、すばらしいことです。医者は相手の立場に立って考えないといけない。相手の人生観、宗教観、社会観を大切にしてあげるべきです」

根津医師は独自のガイドラインを作っている。依頼側、子宮の提供側ともに結婚しており、経費以上の金銭の授受を伴わないボランティア行為であること、子供はいったん子宮提供側の戸籍に入れてから依頼側に養子縁組することなどである。これらをクリアすれば問題はなく、むしろ患者ニーズに応じ、愛に包まれたすばらしいことなのだという。

だが、ことはそんなに単純なのだろうか。海外では、卵子と子宮の両方を提供する代理出産も行なわれ、日本からアメリカや韓国に行って子供を得ているカップルも少なくない。一部ではビジネス化がささやかれ、女性の体を道具化するものだという批判や、タレント夫婦の子供が日本の区役所で出生届を受理されなかった例が象徴するように、子供の将来や福祉への心配もある。

批判論に耳を傾けてみよう。不妊の悩みを抱えた人の集まりであるフィンレージの会の鈴木良子さんは、「会員の五～六割は賛成していない」と明かし、次のように批判する。

「会員は、排卵誘発剤や採卵がどんなに大変かを自分の体で知っているし、排卵誘発で死んだ人がいるという知識もある。『こんな大変なことを他の人に頼めない』と言った人がいます。体外受精の出産率が低いことも知っている。一般の人より甘くない見方をしていると思います」

　鈴木さん自身も「妊娠・出産がそもそも人に頼める行為なのか」と納得できないでいるという。でも、推進派の言い分をうまく論理だてて批判することができないでいるともいう。そこで、一つひとつ考えながら話を進めだし、次第に論点があぶりだされてきた。

「代理出産は、医療が介入しないと不可能な出産。自然には起きえないことです。それを手助けする義務が医療にあるのか。推進派は医師の使命というけど、これは医療の範囲を超えていると思う。それに、母の定義を変えることになるかもしれない。人間には思い通りにならないことがあります。技術があるから使ってもいい、とは言えないでしょう。人体の資源化の問題もありますし、元々あげたりもらったりできないものをするのだから、なぜしていいのかという説明責任はあちら側にありますよね」

　医療は患者の病気を治すものだ。代理出産は患者ができないことを他者に頼むものであり、その技術的仲立ちを医療がする。それは患者自身の治療でないし、自然状態では卵子は体外へ移動しない。これを医療と言えるのか、確かに疑問だ。さらに成り行き次第では、母親の定義変更もありうる。

　こんな本質についての論議や説明が不在なまま、なし崩しの現実が進んでいるのだ。鈴木さんは国の規制も認めたうえで、考え方の転換を訴える。

「自然に起きえないことを技術がすでに起こしているのだから、その行為に社会が介入することはありうる。今は少子化で子供を作るのが国民の義務というような見方が蔓延（まんえん）しています。子供ができない女は半人前という価値観の中で私自身も育っています。周囲の外圧と自身の内圧から自らを貶(おとし)めているのです。この両側をほぐす必要があります」

法規制については、旧厚生省の生殖補助医療技術に関する専門委員会委員も務めた明治大学法学部の石井美智子教授も、必要だと主張する。生殖補助医療については、他人の卵子を借りる「卵子提供」と他人夫婦の胚を借りる「胚提供」までは、子供を望む女性が自分の体内で子供を育てることで親子関係を築けるので認められるが、それができない代理出産は認められないという立場だ。こう説明する。

「推進側は自己決定というけれども、これは自己完結できない、第三者を巻き込んだ行為です。第三者に援助を求めるなら、社会は一定の条件に合う人に援助をすることになります。生まれる子供の福祉という観点から規制が許されるでしょう。また、女性を道具として扱うようなことは、人間の尊厳を侵すことにもなるので、規制の実効性を保つためにそうした行為を罰することが必要な場合もあります」

石井さんは子供の福祉という観点から必要な要件を、(1)その技術で障害を発生させず安全である、(2)親子関係を明確に確立する、(3)子供を商品として扱わず、人として尊重する、(4)関わる人の人格を否定せず尊厳を尊重する――の四つを挙げた。問題が起きる前に法制化をと訴えてきたそうだが、子供の戸籍が宙に浮く形になったタレント夫婦などの例も出現してしまった。法務省の見解では生んだ人が母親であり、いくら精子と卵子が依頼夫婦のものであっても、自分の子にするには養子縁組するしかない。そうしないタレント夫婦は、そこに風穴を開けようとしているようでもある。石井さんは行く末をこう心配する。

「いろいろな実例が増えれば、既成事実が重みをもっていくことになりかねません。認めるなら認めるで制度化すべきだし、規制するならきちんと条件を明らかにする。ヤミで行なわれるのがいちばんよくない。最大の犠牲者は子供です」

代理出産の実態

マスコミの前面に出るタレント夫婦のような例は、まさに氷山の一角である。インターネットを検索すれば、代理出産のあっせん広告をさがすのも難しくない。実態はどうなのか。米国での代理出産のコーディネイトを一六年前からやっている鷲見侑紀さんは、この分野のパイオニア。一時、トラブルが続いたことがあり、代理出産に否定的な発言をしたり、コーディネイトを控えていた時期があったが、今も仕事として続けており、反対派ではないという。その心の揺れ動きも含めてこう話す。

「常に迷いがあります。日本人があまりに自分のことしか考えず冷たいので、もうやめようかと思ったことがありました。代理母の夫は出産に立ち会うのに、依頼者の夫は来ない。先方は死のリスクさえ負っているのに、さっさと帰って礼状一つ差し上げない。これでは相手の気持ちを裏切り、《生む道具》批判も否定できません。また、多胎妊娠は未熟児も生まれやすい。日本人はアメリカの健康保険がありませんから、治療費などに全部で最高九〇〇〇万円（一カ月早く出産した場合の通常平均一五〇〇〜二〇〇〇万円）もかかり、それを値切らされた例がありました」

こうした経験を経て改善し、今は減数手術を契約条件に入れ、一人の出産をするようにしているという。これまでの実績は、全部で六〇例あり、そのうち一七例が双子、一例が三つ子だった。経産婦に頼んでいるので、成功率はとても高いそうだ。依頼者は子宮がんや子宮欠損症、多発性筋腫、妊娠はするが出産できない人たちで、提供者の卵子と代理母の子宮のそれぞれを借りるホスト・マザーが半分ほどという。

この先が私自身、驚いたことなのだが、精子も卵子も提供されたものを使い、子宮も借りたというのが数例あるという。日本の推進派は夫婦どちらかの血のつながりがある「血統主義」を掲げているのだが、現実はすでにその先を行っているのだ。こんな例でも、妊娠中に面会を重ね、お産に立ち会い、新生児をもらうので、親子の情は湧くのだという。鷲見さんは規制についてこう訴える。

「うその届け出が受け付けられ、正直な申告が断られるのでは、差別です。生まれた子をどうするか、日本の法は考えていません。私は、子宮のない人を助けてあげたい気持ちでやってきました。法による禁止だけは考え直し、子の福祉を検討してほしいです」

鷲見さんは「個人として、社会的議論とは別次元でやってきた」とも、ビジネスとしては成り立つものでないとも強調した。この言にうそはないとしても、アメリカや韓国では数百万円あるいは千万円単位の金が介在するビジネスと化し、そこに日本人がからむ話も珍しくない。そして、そうしたあっせんで現に生まれる子供は増え続けている。着床前出産ともども、今こそ、正面からの本質論議をオープンにするべきだろう。それも、閉鎖的な専門家だけのものではなく、多方面の分野の知見を総動員したものでなければならない。現実を放置し続ければ、その最大の犠牲者となるのは次代を担うべき子供たちである。

［追記］

日本産科婦人科学会は二〇〇六年四月の総会で、習慣性流産を防ぐための受精卵診断を一部認めることを正式決定した。夫婦いずれかの染色体の一部が別の場所に入れ替わるなどして、遺伝情報に異常が生ずる「転座」が原因として起こる習慣性流産の場合に受精卵診断を認めるものだ。習慣性流産の四〜五％を占めると言われる。これは、命に関わる重い遺伝病に限って受精卵診断を認めてきた従来の枠組みを大きく変える決定のはずだが、日産婦では転座によって流産を繰り返すのも「重い遺伝病」と解釈し、受精卵診断の対象拡大と見て会告は改定しなかった。

この対象拡大は、明らかに神戸の大谷徹郎医師の一件が議論のきっかけになっている。日産婦で会員や国民の声を公募したところ、七八件寄せられ、賛成六二件、反対一六件だったという。この決定時にすでに、北九州市の産婦人科医院と名古屋市立大が「均衡型相互転座」と呼ばれる転座の患者夫婦計三組について実施申請していた。「掟破り」の医師を除名処分する一方、会告の対象拡大（事実上の変更）をするということが、また行なわれた。学会の動きは理解に苦しむことが多い。当の大谷医師は「受精卵診断の適用拡大は、いい方向への第一歩と評価している。ただ、転座を『重篤な遺伝病』としたのはこじつけ。会告を変えるべきだ」（二〇〇六年三月二四日付朝刊『朝日新聞』）と語っている。

私の記事の中で大谷医師は「習慣性流産でもともと育たない受精卵を排除し、妊娠率を上げ、女性の負担が減らせます」と、習慣性流産に対する受精卵診断のメリットを語っている。たしかにこれには一理あり、遺伝病の有無を知るための受精卵診断とは異なる側面がある。こうしたことを考慮したうえでの日産婦の方針変更なのだろうが、目的が習慣流産予防のための受精卵診断であっても、同時に、ダウン症の原因とされる21番染色体が三本ある21トリソミーなど、転座以外の遺伝情報を診ることも可能だ。そうしたことはしないのが前提と言っても、現実に大谷医師らはすでにこれも実施している。患者の要望があればするというのが、珍しくないようだ。日産婦の対象拡大では、習慣性流産のもう一つの原因である数的異常は認めなかったが、今回のなし崩し対象拡大に根本理念が見えないだけに、先行きも不透明だ。

第三章　お寒い、医療者のたばこ事情

東京専売病院と安佐市民病院

たばこが健康に悪いのは周知のこと。昨年（二〇〇三年）五月には健康増進法が施行され、同法二五条で多数の人が集まる施設における受動喫煙防止も努力規定となった。医療機関が患者の治療と健康回復を最大の使命とすることも、常識以前のことだ。であれば、医療機関が率先してたばこを追放するのも当然といえる。「医者の不養生」などとうそぶいて医療者がたばこをふかしている光景は、過去の遺物になったはずだ。ところが、実態を調べてみると、そうは言いきれない、お寒い現実が浮かび上がってきた。

まずは、「たぶん、あそこの対策が一番遅れているはず」と、たばこに詳しい医師が教えてくれた病院を、訪ねることにした。東京タワーを間近に仰ぐ、港区三田にある東京専売病院。JTが経営する病院である。外壁全面が黒く塗られた九階建ての建物は、明るい色調の建物が多い病院の中でかなり異質な外観だ。

正面玄関から入るとすぐに、広い受付と待合スペースがある。そこを抜け、私は地階の売店へ直行した。途中の廊下に、面白い張り紙を見つけた。たばこを指にはさんだ図に赤い斜線が入った「歩行中禁煙」というものだ。今や歩行喫煙は街なかでもひんしゅくを買うのに、なんとも見当違いの張り紙である。病院なのに、たばこを吸いながら廊下を歩く人物がいるのだろうか？いるから、あるいは、いたからこそ張り紙をしたのだろうと推測すると、奇妙な思いにとらわれる。

売店はすぐに見つかった。たばこの自販機があり、レジカウンター奥の棚にもびっしりたばこが詰まっている。売店の女性に「ここはたばこを売っているのですね」と尋ねたら、「はーい、ここはたばこ会社で経営している病院ですから」と笑いながら答えてくれた。「買う人はいるのですか」「いますよ。職員の方が吸いますから。それに医者も吸いますし、患者でもたばこを止められていない人もいますからね」

さすがにたばこ会社の経営だけに、たばこに寛容な雰囲気があるようだ。では、たばこをどこで吸うのだろう。一階の待合スペースの後ろに独立した喫煙室がある、と売店で教えてくれた。早速、そこへ向かう。玄関のすぐ近くにあった。

前面にガラスが入り、周り三面は壁。入り口には、煙を上げるたばこのデザインに「喫煙室」と書かれた看板がかかっている。八畳ほどの広さで、無人の室内に入るなり強烈なニコチン臭に襲われる。部屋に臭いがしみついているのだ。低いモーター音がうなっている。空気清浄機が二台回りっぱなしで、エアコンも二台動いている。隅にたばこの自販機が一台あり、二つの灰皿を囲んで九脚の椅子が並べられている。一〇分ほどいたら人が入ってきたので、その人がたばこに火をつけたところで私は部屋を出た。

この喫煙室の隣に「医療相談室」と「栄養相談室」がある。これまた奇妙な取り合わせだ。しかも、正面入り口に一番近い場所にこの喫煙室があるのだから、ここはたばこ対策については世の中の流れからかなり異質な空間と言えそうだ。

昨年の健康増進法施行が大きな契機となって、全国の医療機関でたばこ対策がかなり前進したことは、たとえば病医院のホームページを見ればすぐわかる。昨年から今年にかけて新たに「全館禁煙」「敷地内全面禁煙」を実施した所が多く、それをホームページに謳っているのだ。専売病院で見たような「分煙」は、たとえ完全に独立した部屋を用意しても、今や遅れた対策としか見られない。だが、患者や見舞い客に対するたばこ対策よりももっと大事な問題がある。それは医療者自身のたばこ対策である。

その面でたぶん全国の最先端をゆくのが、広島市立安佐市民病院だろう。二〇年以上も前から、たばこを吸わない医師、看護師だけを採用しているのだ。ただし、市立病院なので本庁から出向してくる事務職員にはこの方針が適用されないが、約一〇〇人の医師、約四七〇人の看護師には方針が徹底している。これは、名誉院長の岩森茂さんが一九八四年に院長に就任した時に始まる。ご本人にいきさつを聞いた。

「一九六四年の東京オリンピックの年にアメリカのがん研究所に留学したら、そこが〝たばこを吸わない研究所〟として有名で、『あなたもたばこを吸って発がん実験に参加しますか』というスローガンを掲げていました。それで私もたばこをやめました。患者に禁煙指導するドクターが吸っていては、説得力に欠けますからね」

安佐市民病院は一九八〇年に新設された。発足時からすでに院内は分煙とされたが、八四年に院長になった岩森さんは「クリーン・ホスピタル・プロジェクト」を掲げ、完全分煙にするとともに、たばこの自動販売機も撤去した。業者からは当然、抵抗があったが、「病院はがんをつくるものを売りながら、がんを治すのか。それは納得できないことだ」と説得した。また、院内で自由に吸えば、たばこの煙が微細なごみとともに「ダスト・リッチ」となって院内を漂い、院内感染に結びつくことも訴え、業者を納得させたという。こうした積み上げのうえに、非喫煙医療職の採用も定着している。

「うちは広島大学からの研修医が多く、ここの禁煙はもはや定評になっています。ですから、面接試験のときも『当然、吸ってないね』と尋ねるだけですみます」

同病院は、今年一月から敷地内全面禁煙にも踏み切った。まさに「隗(かい)より始めよ」を地でゆく徹底ぶりであり、それを二〇年も前から始めたのには驚かされる。専売病院と安佐市民病院。たばこに対する姿勢では、この二病院が現在の両極の姿ではないだろうか。大半の病院はこの中間に位置するはずだが、流れは確実に前者から後者へ向かっている。岩森さんによれば、「健康増進法が追い風になっています。自治体立の病院で喫煙を認めている所はないはずですよ」という。

医者の喫煙事情

こうして、医療施設では禁煙が常識化しつつある。でも、問題は医療者自身の意識のありようだ。医療者自身の意識はどこまで変わったのだろう。一九九二年五月三一日の世界禁煙デーに日本禁煙推進医師歯科医師連盟（略称・禁煙医師連盟）が発足した。発起人の一人で、幹事を務める斉藤麗子さん（小児科医師）は、意識の変化をこう語る。

「一二年前に禁煙医師連盟を立ち上げた時には、医者の中でも変わり者視されましたが、今は（私たちの主張が）当たり前になってきました」

メンバーの数も年々増え、現会員数は一五〇〇人で、全都道府県に会員がいる。年一回の総会、一〜二カ月に一回の幹事会を開いて情報交換を図るとともに、通信を年四回発行するなどさまざまな啓発活動を活発に行なっている。たとえば、テレビドラマで医者がたばこを吸うシーンが出てくれば、抗議もしている。最近では『白い巨塔』（フジテレビ）にも申し入れをした。西田敏行ら二人の俳優本人が病気で医師から禁煙させられているのに、役の上ではたばこを吸っていたのだという。斉藤さんは「医師として見過ごせませんでした」と言うが、テレビ局からは「録画撮りをすべて終えています。演技で吸っているまねをしているだけです」という返事が返って来たという。

多忙な医師にストレス解放の一服をというのは、テレビ制作側のステレオタイプ化した発想ゆえだろう。だが、こんなイメージを時代遅れとして一蹴できるかとなると、必ずしもそうはいかないようだ。斉藤さんは現状をこう説明する。

「医学会の学会場の禁煙化をずっと前から要請しています。会員から連絡があると、会長名の要請書を出しています。以前、外国人医師が日本の肺がん学会に来て、煙が上がっているのにびっくりしたそうです。私の所属する小児保健学会でも、懇親会で灰皿を撤去してもらったのに会場から煙が上がり、驚きました。携帯の灰皿を持っていたのですよ。それ以後は、司会者に最初に『禁煙』と言ってもらうようにしています。でも、懇親会になると、お酒が入ってみんな吸いだすから大変。最近は懇親会も含めて会場内を禁煙にしてもらっており、どの学会でも分煙化は大体守られているようです」

ようやく学会での禁煙・分煙は常識化しつつあるが、医者でも吸う人は吸い続けているようなのだ。禁煙医師連盟の会員でも、自分の先輩が喫煙者で学会幹部だと、会長名の要請書を出しづらいことがあるそうだ。もともとがヒエラルヒーの強い閉鎖社会なので、学会の重鎮がヘビースモーカーだとたばこの話を持ち出しにくい雰囲気があるようだ。では実際に、どれくらいの医師がたばこを吸っているのだろう。

日本医師会の櫻井秀也常任理事と大井田隆日大教授（調査時は公衆衛生院公衆衛生行政学部部長）が二〇〇〇年に行なった日本医師会員四五〇〇人（男三〇〇〇人、女一五〇〇人）を無作為抽出した調査では、喫煙率は男二七・一％、女六・八％で、科別の男では泌尿器科三八・七％、耳鼻咽喉科三三・三％、精神科三二・七％、外科三二・五％の順に高く、唯一呼吸器科のみが一八・九％と一〇％台だった。この数字は、調査当時の一般国民の男五一・六％、女一二・三％の半分に近いが、外国と比べると日本の男性医師は先進諸国の一般男性並みだ。日本は医師も含め、先進国で群を抜いてたばこへの認識が遅れている国と言える。

調査によると、たばこを吸う理由は男が「なんとなく習慣で」(四一・三%)「落ち着くから」(三九・四%)「ストレス解消のため」(三八・一%)「やめられないから」(三三・三%)で、女も上位三つの顔ぶれは同じだ。習慣性とストレス解消、それに依存症が柱のようだ。このほかで私の目を引くのは、喫煙医師のうち院内全面禁煙の医療機関に勤務している人が男一六三人、女三二人おり、この人たちの中で男四二・九%、女二八・一%が院内で喫煙しているという数字だ。医師自らがルール違反を犯している、つまり、患者には全面禁煙を要求しながら自らには甘い二重基準が、まかり通っているのだ。この医師たちは依存症なのかもしれないし、自らを特別視する特権意識の表れと読めなくもない。

では医者は、自分の立場とたばことの関わりをどうとらえているのだろう。「医師という立場上、たばこを吸うべきではない」との項目に、非喫煙者は八三・三%が「はい」と肯定したのに対し、喫煙者はニコチン依存が中等度以上の医師が四一・四%、それ以外の喫煙医師が四六・八%の肯定にとどまっている。患者の喫煙について「吸うべきでない」と答えたのは、非喫煙医師は五〇・九%だったのに、喫煙医師は二一・〇%・二九・五%と半減している。明らかに喫煙医師は及び腰なのだ。

それは患者に対する禁煙指導にも影を落としている。「患者に喫煙の危険性を具体的に説明する」のは、非喫煙医師が六六・八%なのに、喫煙医師は五〇・五%と五〇・七%にとどまっているのだ。先の斉藤さんは、小児科医としての興味深い具体例を教えてくれた。
「忙しい小児科医たちは、外来でぜんそくの子が来ても親の喫煙の有無を必ずしも聞きません。どんな良い薬を使っても、家に帰って親がたばこを吸っていれば、また発作を起こします。中耳炎も親の喫煙で再発を繰り返しますが、多くの耳鼻科医はそういう意識がないから親の喫煙を聞かず、抗生剤を出してお終いでしょうか。でも、子供の周囲での喫煙を聞くのは治療の一環ですし、聞かれることで、親は『あ、いけないのか』と認識させられます。子供が点滴しているのに、親は廊下でたばこを吸っている。それを見た医師が注意もしない。こんな事があってはいけませんし

医療者自身の喫煙に対する認識不足が、現実として現れているのだ。それは小児科にとどまらず、他科でもこうした困った現実が日々、積み重ねられていることだろう。そこで斉藤さんは、「まずは、喫煙状況について聞くことから始めましょう」と呼びかけている。禁煙医師連盟では、来年の総会で連盟のNPO化を提案し、禁煙専門医の育成を活動の柱にすえるという。

医療者のたばこをめぐる状況は改善されてきてはいるが、実態を細かく見ていくとまだまだ不十分と言えそうだ。しかし、最近の国内外の動きには注目すべきものがある。日本で健康増進法が施行された昨年（二〇〇三年）五月、WHO（世界保健機関）はFCTC（たばこ規制枠組み条約）を満場一致で採択した。四〇カ国の批准後九〇日で発効する仕組みで、日本は一九番目にこれを批准、年内には四〇カ国に達する見込みだ。これにもとづき国内法を整備する法案もすでに衆参両院を通過し、六月には関係省庁の連絡会議が発足した。

また、日本呼吸器学会は昨年（二〇〇三年）六月の総会で、同学会認定の専門医に禁煙を義務づけることを決議、今春から実施に移した。五年に一度の専門医更新の書類に非喫煙者であることを署名する欄を設けたもので、罰則規定はないが、精神的プレッシャー効果に期待しているという。日本循環器学会も昨年八月から専門医認定試験の受験資格に「喫煙が心血管病の危険因子であることを認識し、禁煙の啓発に努めるもの」という項目を入れた。さらに、日本唯一の医療機関の公的評価である日本病院機能評価機構の審査も、今年（〇四年）八月からバージョンアップ（V五・〇）した評価項目に「全館禁煙の方針が明確である」との一項が入れられた。改善命令が出されれば認定が留保され、一年以内の改善が要請される。

こうして〝外堀〟が次々と埋められており、それが医療者の意識にも影響していることは想像できる。二〇〇〇年の日本医師会調査にはこうした動きが反映されていないが、続編の調査が今年実施されており、九月末には結果がまとまる予定だ。調査をした大井田さんは、調査票を眺めた程度で確かなことは言えないがと断ったうえで、「今度のデータでは、医師の喫煙率は大幅に減るのではないでしょうか。

医師会員の高齢化が進んでいるのと、健康増進法の影響です。院内が全面禁煙になれば、じゃあ、やめようかという気になるのでは」と推測する。大井田さんは外国の調査例なども引き合いに、医師の喫煙率は今後も確実に下がるだろうと予測する。むしろ大きな問題は、看護職のほうだという。

高い看護職の喫煙率

たしかに日本の看護職の喫煙率は、とても高い。日本看護協会が二〇〇一年に同協会会員が勤務する八九施設を対象に行なったアンケート調査では、女性は二四・五％（回答者数六五三五人）、男性は五四・四％（同二七二人）に上り、調査当時の一般女性より一一・一％、一般男性より一・六％高かった。医師と比べれば、女性看護職は男性医師とほぼ同じ、男性看護職は男性医師の二倍の喫煙率なのだ。看護職は医療の最前線で患者と身近に接する。それを考えると、この異常な高率は重要な問題だ。なぜ、看護職らはそんなにたばこを吸うのか？　退職間もない二人と現役の一人（二〇代〜三〇歳の女性）にじっくりと実態を聞いてみた。

Ａさんは、都内の民間病院二カ所で看護職を計七年間経験し、昨年退職した。本人も家族もたばこを吸わないが、最初に勤めた病院の看護職たちの吸いっぷりはすさまじかった。

「同じ病棟に五〇人弱の看護職がいましたが、吸わない人は数人でした。三〇人くらいいた上の人はほぼ全員が吸っていました。ヘビースモーカーも多く、狭い休憩室で奥に座ると手前の人が全員どかないと出られず、煙がバンバン押し寄せて来て大変でした」

その吸い方にはパターンがある。休憩時間になるとまず一服し、それから食事をして、また吸うのだ。このパターンは他の病棟・病院でも同じだという。次の病院では、勤務先の内科病棟には同僚が二〇代〜三〇代前半の独身者ばかり二〇人ほどおり、三分の一が喫煙者だった。各病棟に空気清浄機つきの喫煙ルームがあったが、そこは狭くてテーブルもテレビもないので、そこでは吸わず、一〇畳ほどの休憩室で吸うのが慣行になっていた。

「本当は吸ってはいけないのですが、上の人が吸っているので、下の人も遠慮せずに、当たり前という感じで吸っていました。でも、婦長や主任がいると吸いませんでした」

ところが一昨年、全館禁煙になり、喫煙が例外的に許される喫煙室が、各階にあったものが一階だけに、しかも夜間には通路の途中で重い扉が閉まる遠方に移された。ナースコールも聞こえず、連絡が取れない場所だ。この全館禁煙に合わせて禁煙した看護職は、一人もいなかったという。むしろ、「なぜ吸えなくなるのよ。おかしいね」と不満をもらし、「現実に吸えなくさせられている」と被害者意識さえむき出しにしたという。

「私は、やったーという感じでした。でも、この人たちから出てくるのはクレイムばかり。ああ、この人たちはやめられない人なのだな、一種の中毒なのだなと思いました」

だが、彼女たちもたばこが健康に悪いという認識はあり、患者にたばこのにおいをさせるのには後ろめたさを覚えていたという。

「歯を磨いたり、香水をつける人もいましたが、吸う人は体全体がたばこ臭いですよね。患者さんには吸わない人、吸いたくても吸えない人がいて、敏感になっているので、たぶん気づいていたはずです」

次は、親しい同僚同士だったという二人の話だ。Bさんは数カ月前に転職し、Cさんは現役で看護師を続けている。首都圏の中規模の民間病院に勤め、三～四年のキャリアがある。二人が勤務していた内科病棟には二五人の看護職がいて、一〇人ほどが喫煙者だった。Bさんは非喫煙者、Cさんは喫煙者だ。この病院でも今年（〇四年）一月から全館禁煙になり、喫煙場所は病院とは別棟の、更衣室がある建物のベランダに移された。Aさんのケースとよく似ており、以前は病院全体の公認の喫煙室が用意されていたが、内科では喫煙室に行く人はおらず、ナースステーション奥の小休憩室で吸うのが慣例だった。全面禁煙後もしばらくはそこに紫煙が漂っていたという。なぜたばこに寛容だったのだろう。

「入職した時から先輩たちが吸っていたし、たばこを吸う先生が医局まで降りるのが面倒だといってそこで吸っていたので、暗黙の了解があったよね」（Cさん）「そう、五人いた先生の四人までが吸っていたので、こういう所なんだなと思った。煙がモンモンで、最初はすごいなと思いましたけどね」（Bさん）

先輩や医師が当然のように吸っていたので、ルール違反が慣行化したようだ。それにはこんな背景もあった。

「この病棟は異動者がほとんどなく、同じ人が七、八年もいます。それで慣れになって、後から来た人も、これでいいのかと思っていました。婦長が来ると火を消していたけど、主任が吸っている人に注意することはありませんでした」（Bさん）「そう、吸わない人でも『やめて』とは言えないし、言わなかった。院内でも特殊な所でしたね。私が今いる外科系病棟では、吸う派と吸わない派が分かれていて、吸わない人がいやがるので、言われる前に喫煙場所へ行っています」（Cさん）

どうやら、固定化されたメンバーがたばこに寛容な伝統をつくっていたようだ。だが、Cさんは新人時代には吸っていなかったという。たばこを覚えたのは看護学校時代。寮生活だったCさんは興味本位から吸い始め、習慣化したという。卒業時には、六〇人位いた同期生の半分以上が吸っていた。ところが病院では、先輩後輩の関係が厳しく、三年目になって先輩から「吸ってもいいよ」と声をかけてもらってから吸いだしたという。仕事にも余裕が出て来た頃で、一人前扱いされた証しがたばこだったようだ。

全館禁煙の今、Cさんは別棟のベランダでたばこを吸っている。そこは屋根もないので「冬は寒いし、夏は暑くて、雨ざらし」という。移動に時間がかかることもあり、禁煙した人も多く、吸いに来る仲間は以前の三分の一位になったという。それでも吸い続けるCさんは、たばこの効用をこう説く。

「一服の時間があるから、次に何をやるかの整理ができる。バタバタと忙しい時の一服は精神的にかなり違いますね。よし、次もやろうと、メリハリがつく感じ。昼の休憩で違う場所に行くのも、〝逃避〟ではないけど、精神的、肉体的に休んでいる感じがします。ナースステーションの裏だとナースコールがあって、常にガタガタしていますから」

忙しい仕事ゆえ、一服が気分転換には欠かせないというのだ。そのためには、病棟を離れるのも苦にならないという。この点について、Bさんの思いはちょっと違うようだ。

「患者さんの命がかかっているので、いつ何時どうなるかわからない。あれがどうなったか、これがどうかと、気を配りつつ休むというところがありました。だから、私は病棟にいたほうが良かった。でも、小休憩室はたばこを吸う人がいてヤニ臭かったので、私たちがそこに行っても休まるわけではなかったですね」

たばこを吸わない人には、かつては休憩室さえ休まる場所ではなかったようだ。でも、Bさんも一服の効用を否定しない。転職後のOL生活と比べて、看護職が激務であることを再認識させられたからだ。

「毎日同じ時間の勤務で残業もないOLは、プライベートの生活も充実しているし、睡眠もごはんもきちんととれます。でも、看護職は三交替制の二四時間勤務で、生活ががたがた。生活のリズムを崩しながら、プライベートもあってなく、責任の重さを感じて働いています。みんな一所懸命なのがわかっているので、たばこ一本でぎゃあぎゃあ言うのもという気があり、言わなかったのだと思います」

なるほど、激務への理解が寛容の背後にあったようだ。だが、患者は、看護職のたばこに敏感なようだ。患者の健康を指導する専門職という立場もある。そこをどう考えているのだろう。

「『さっき来た○○さん、たばこ吸っているの？』と患者さんから聞かれたことが、何回かあります。吸うのを我慢している人もいるので、すごく敏感にわかるのです。といって、とがめるのではなく、受容的でした」（Bさん）「白衣ににおいがつかないよう、みんな気をつけています。吸っていても、患者さんから一〇〇％拒否されているのではないかもしれません。患者さんにたばこをやめるよう勧めるときも、『私も吸ってしまっているけど、病気でこんな場合、私ならやめるよ』と言えば、ただ『たばこは良くないよ』と言うより、患者さんの気持ちに入ってゆけると思います。吸う看護職、吸わない看護職、それぞれの説明法があると思います」（Cさん）

Cさんの話はやや説得力に欠ける。たばこに寛容な患者ばかりではないだろうし、医療専門職としての自覚と責務もあるからだ。Cさん自身も、「たしかに医療者が吸うことは世間体も悪いし、矛盾していますね」と認め、「スパッと完全に全面禁止になれば、仕方ないと思うかもしれません」と言う。Bさんも、「患者さんと密着して接する接客業ですから、専門職としてのモチベーションが大事かと思います。規制されたらやめるしかないとCさんが言ってしまうのも、看護職なるがゆえでしょう」と見る。

だが現状では、吸っている看護職たちが急に自覚を強め、すぐにもたばこと縁を切りだすことはなさそうだ。日本看護協会では一九九九年に「たばこ対策宣言」を出し、以後、看護職のたばこ対策に積極的に乗り出している。健康増進法もできた。だが、Cさんら喫煙者はそれをどこ吹く風と眺めている節がある。Cさんは、こう語る。

「看護協会で決まったといっても、だから私たちもそうしようという動きは全くありません。健康増進法ができても、『へえー、だからどうしたの』という反応でした。ベランダで吸うと雨にぬれるし、行くのが面倒くさいという理由でやめた人はいても、法律ができたからやめたという人は少ないはずです。女性が多く、元々体に悪いことは知っているので、結婚、妊娠でやめる人は多いですね。私も将来、妊娠したらやめるつもりですよ」

以上の看護職経験者らの話から、さまざまなことがわかる。看護学校で吸い始め、職場では先輩や医師に影響されやすいこと。特有の喫煙パターンがあり、激務とストレスからの解放をたばこに求めていること。医療専門職としての矛盾を意識し、患者の目も気にしていること。婦長ら管理職は吸わない人が多いこと、など。こうした傾向は、日本看護協会や大井田隆教授らの各種調査結果ともかなりよく一致している。主な内容を抜き出してみよう。

・喫煙開始年齢は約三分の一が二〇歳、次が一八歳で、看護学校在学時が多い。吸い始めた原因は「好奇心」と「友人や同僚の勧め」が多い。病院に勤務しだしてからたばこをやめる看護職は六％なのに、新たに吸う人が八％もいる。一人暮らしの看護師のほうが、寮暮らしよりも喫煙率が高い。都市部のほうが、地方よりも喫煙率が高い。

・学歴別では、准看護師、正看護師、大学卒、大学院卒の順に喫煙率が高い。つまり、学歴と喫煙率が反比例している。

・看護学校での防煙教育は年に一度、入学時に一時間以内の実施が多く、たばこに関する一般的知識、禁煙に関する知識とも欠けている。専門職としての禁煙に関する役割意識も希薄である。

・一日の喫煙本数は女性看護職の平均が約一七本、ニコチン依存度も高くない。仕事の前後に集中して吸う、夜勤時の詰め所で吸うなど、特有の喫煙パターンがある。夜勤のない職場の喫煙率が一一％なのに、夜勤のある職場では二〇〜四〇％に上る。同僚との情報交換の潤滑油、ストレス解消などが吸う理由。

ざっとこんなところであり、大井田さんはこう分析する。

「ストレスを理由とするのは、言い訳の面が強いと思います。看護職の率が高いのは、医者をはじめ周りのみんなが吸っているから吸い始め、やめられなくなっているのです。日本的風土ですね。まだ減る傾向がないので、しばらくは増えるでしょう。でも、これからは看護大学の卒業生が増えるし、看護協会も禁煙運動を始めました。ニコチン依存度が低いので、やめられます。日本人はブームに弱いので、周りが禁煙に動けばいずれ減るでしょう」

となれば、周りがその機運をどこまで盛り立てられるかが、カギを握りそうだ。日本看護協会の漆﨑育子常任理事はこう語る。

「これまでの取り組みで特に遅れていたのは行動の変容を促す体制づくりだった、と思っています。やるには組織が一丸となって推進する必要があります。単に看護師がたばこをやめるというだけの問題ではなく、病気をもっている人に専門家として胸を張って健康指導ができる人になってもらいたいですね。たばこ問題を通じて、看護の自立ができればすばらしいと思います。看護職には、知ったつもりになっていないで、たばこについて謙虚に勉強してほしいです」

日本看護協会には、全看護職の約半数にあたる五五万八〇〇〇人が所属している。これが一丸となって動けば、大きな力になるはずだ。一九九九年に「たばこと健康に関するWHO神戸国際会議」の共同議長を務めた南裕子会長が「たばこ対策」宣言を出したのを皮切りに、翌年には対策検討プロジェクトを設け、〇一年には行動計画を立てて実態調査も実施、さらに禁煙リーダー研修会を開いたり、今年からは「看護者たちの禁煙アクションプラン」を展開するなど、多彩な禁煙キャンペーンを展開している。そして当面の目標として、〇六年までに看護者の喫煙率を半減させるのを目指している。

求められる医療従事者としての自覚

だが、心配なのはインタビューしたCさんの言にあるように、現場の盛り上がりに欠けることだ。その空気は実は、看護協会が行なった実態調査にも表れている。協会が「たばこ対策」に取り組んでいるのを知っているのは、喫煙者一七・六％、非喫煙者一六・六％しかおらず、その取り組みに賛同し、協力するという人は、喫煙者一二・三％、非喫煙者四三・四％だった。また、「時と場所を選べば、喫煙は個人の自由である」と答えたのが、喫煙者七二・三％、非喫煙者五八・〇％に上った。「保険医療従事者として喫煙は好ましくない」と答えたのは、喫煙者一三・〇％、非喫煙者二四・五％に過ぎない。

たばこは個人の嗜好の問題、なんで協会が旗を振らなければならないの——という雰囲気が読み取れる。専門職としての自覚がきわめて乏しいのだ。しかし、ＩＣＮ（国際看護協会）は「たばこ使用の完全な禁止」「看護師や看護学生の喫煙の防止と排除」という声明を出している。さらに、ＷＨＯのグロ・ハーレム・ブルントラント前事務局長は、たばこを絶対吸ってはいけない人として、妊婦、青少年と並べて医療関係者を挙げている。

こうした確固たる姿勢から見れば、日本看護協会の取り組みはまだ緒についたばかりだ。たとえば、リーダー研修会も各都道府県から年に一〜二人の代表を参加させ、年間一〇〇人前後が受講しているにとどまる。このペースの取り組みでは、現場の喫煙看護職の認識不足を改善するのはとうてい叶わないことだろう。

では、国民の健康をあずかる厚生労働省は、どう考えているのだろう。医療施設と医療職のたばこ対策に重点的に取り組む気はないのだろうか。こんな答えが返って来た。

「健康増進法二五条の受動喫煙防止対策は、病院だけに絞っているのでなく、公共的施設の中のひとつとして扱っています。たばこ規制枠組み条約も、未成年や妊婦、産業、広告などいろいろある全般をどう考えるかが、中心です。二〇〇〇年から五カ年計画でスタートした『健康日本21』では二〇一〇年には分煙一〇〇%を目標にしていますが、医療に限った取り組みではありません。厚生労働省としては、法にもとづいた対応で、各現場や国民一人ひとりの運動として盛り上げたいと思っています。医療機関の指導ですか？　個別指導は都道府県の条例などでやる手法はあるかと思いますが、国としては基本方針を定め、法律として必要な対策をとるのが仕事です。医療施設を対象とした独自の調査はしていません」(健康局生活習慣病対策室・武井貞治室長補佐)

公式通りの官僚答弁だった。私には、姿勢ひとつの問題に思える。国が全国の医療施設と医療職を対象に具体的な指導をすることがあってもいいし、むしろ今はその時期にあると思う。国だからといって、法律レベルの仕事さえしていればいいものではないはずだ。残念ながら、私には消極的姿勢しか感じられなかった。

ちなみに、厚生労働省自体のたばこ対策はどうなっているのだろう。かつて同省の職員だった大井田隆日大教授は、「すごかった。仕事中にデスクでぷかぷか吸っていました。仕事ができることが大事で、仕事さえできればたばこは吸っていいという風潮でした。受動喫煙なんて何物ぞという意識でしたね。その後、分煙になり、やがて地下一階に喫煙室ができました」と言う。今は同省がある合同庁舎は全館禁煙で、たばこの自販機も〇一年の一六台から年々半減させ、今は二台だけになっている。春の禁煙週間にはこの二台も止めるそうで、「他省庁でここまでやっている所はないでしょう」（武井補佐）という。

しかし、問題はここでも、職員自身の意識のありようだ。全館禁煙にしながら、まだ自販機を二台置いているのは中途半端だし、何より職員の意識が切り替わっていないとしたら、そこからは時代をリードする施策が出てこないことだろう。大井田さんが在職していたのはわずか数年前。私もかつて新聞記者として、同じ庁舎内の環境庁を担当し、厚生省にもしばしば顔を出していた。多くの官僚に接してきた経験からも、大井田さんが教えてくれた職場の姿が遠い過去のものとはとうてい思えない。この消極姿勢が医療現場にも影を落としてはいないか、といささか気になる。

第四章　足踏みつづくジェネリック医薬品

ジェネリック医薬品（後発医薬品）の話題を、テレビや新聞、雑誌で目にすることが増えた。安くて効果も変わらないのだからもっと使おう、というキャンペーンが多い。医療費抑制に躍起の国がジェネリック医薬品の普及に本腰を入れだした反映でもあるのだが、現実の普及率は十数パーセントと欧米の三分の一にとどまっている。処方権をにぎっている医師の間には根強い不信感があり、その品質や安全性、効き目などをめぐってさまざまな議論がある。何が問題なのだろうか。

ジェネリック医薬品の現状

ジェネリック医薬品とは、いわゆる新薬の特許（二〇年＋延長五年）切れ後に出される後発品で、新薬と同一の有効成分を含み用法や効能が同一であることが、国の審査で認められたものだ。一つの新薬の開発には一〇～一五年の歳月と一〇〇～二〇〇億円ものコストがかかり、その半分以上はヒト臨床試験費といわれる。ところがジェネリック医薬品はヒト臨床試験や毒性試験などが不要なので製造コストが抑えられ、薬価基準に最初に収載される際も先発品の七割の価格からスタートする。市場価格の推移に合わせる薬価改定では、二年後に先発品の五割ほど、四年後には三〜四割の価格になる。

ここに目をつけたのが国だ。総額で三〇兆円を超える医療費のうち、薬剤費は約六兆円を占める。現在、先発医薬品の約四割に後発医薬品が存在するので、それらの先発品をすべて後発品に切り替えると一兆円強の薬剤費削減が可能という試算もある（医薬工業協議会、二〇〇四年度薬価ベース）。大きな経費削減が期待できるので財務省が主導し、最近になって厚労省も本腰を入れだした。

その具体的な表れとして二〇〇二年度の診療報酬・調剤報酬改訂で、ジェネリック医薬品を含む場合は「処方箋料」に二点を加算し、一般名処方（商品名ではなく、薬の成分名で処方する）による処方を受け付けた場合に患者の同意のもとにジェネリック医薬品を調剤し、その薬の情報を文書等で提供すると一〇点を請求できるようにした。さらに後発医薬品を調剤した場合の「調剤料」も二点加算される。それまでも行政通達で一般名処方は認められていたが、この加算により普及促進が実質を伴ったものになったわけだ。

さらに、閣議でも二〇〇三年三月、二〇〇五年三月の二回にわたりジェネリック医薬品の普及促進が決定されている。そして、今年（二〇〇六年）二月半ばに出された中央医療協議会の診療報酬改訂答申では、処方箋に「後発品に変更可」というチェック欄を新設し、医師が欄にチェックすれば新薬名で処方しても患者が薬局でジェネリックを選ぶことが可能とされた。四月から実施される。こうしていっそうの普及促進が図られようとしている。

ところが、この普及策、特に医師から総じて評判が悪い。ジェネリック医薬品自体に対する強い不信感があるのだ。日本医師会の田島知行常任理事は次のように語る。

「もしジェネリック医薬品で重篤な副作用が起きたら、誰が責任をとるのですか。チェック欄にチェックを入れたという手続き上の問題が、法的問題にもなり得るのです。現行法では医師の責任になるはずで、非常に疑問です。医師には処方権があります。これは患者に最善の治療を提供する責任の所在を表すものです。ですから権利の問題というより、責任の問題なのです。院外処方が五〇％を超えた現在、ひところ話題になった薬価差の問題は関係がありません。医師が患者の治療に責任をもつとしたら、処方箋に薬剤名を特定できるように書くべきでしょう。

ジェネリックならどこのものでもいいというのは、危険です。有効成分は同じでも、形をつくるために賦形剤も入れてある。それがどこまで安全か。安全だというデータがほしい。たしかに日本版オレンジブック（医療用医薬品品質情報集）を見ると、溶出性（人の体内を模したpH環境の試験管内でジェネリック医薬品の有効成分が溶出する量と速度を表す数値）は確保できる。しかし、治療上の同等性まで保証したものではありません。ジェネリックはMR（製薬会社の医薬情報担当者）も少ない。問題がないというなら、問題が生じる可能性のないことを教えてほしいのです。薬は必ず副作用が出ます。それを、その患者さんに合うように医師は工夫して使っています。ですから、知らないものは怖くて使えません。要するに納得するかしないかですが、ジェネリック医薬品は現状では納得性が薄いのです」

つまるところ、ジェネリック医薬品は安心を得るための情報が不足しており、それが使用に二の足を踏ませているようだ。そして医療過誤が起きたら、処方権のある医師が責任を問われるのではないかと心配している。そうであるなら、投与する薬について医師が最初から最後まで責任を持つ体制が望ましい、と田島さんは強調する。

「患者さんに自分で薬を選んでいいと言っても、必要な知識がないので無理です。かえって困っているのは患者さんです。また、薬剤師の権限が増えることは、義務も責任も増えることです。薬剤師に無駄な負担をかける必要はあるのでしょうか。現状に不安がある以上、これまで通りすべて、医師が吟味して医師の責任で使うというように一本化する方がスッキリします。

要するに、危険なものは避ける。安心できるものを最優先して使う。これがわれわれの倫理観です。安心して使えるものを使わせてほしい。何かあってからでは遅いのです。これがジェネリックの普及しない大きな原因と考えています」

結局、こうした見方が現場の医師の間にも根強いようだ。心配なら使いなれた先発品を使っている方がいいということになる。日本のジェネリック医薬品のシェアは数量で一六・四％、金額で五・二％（二〇〇三年度実績。医薬協調べ）しかなく、数量で英国五二％、米国五一％、ドイツ五〇％など欧米諸国の三分の一レベルにとどまっている。〇四年度以降も足踏み状態という。

今のところ、国が笛を吹いても踊らない現実があるといえる。慶応大学医学部の池田俊也講師（医療政策・管理学）は、普及を阻んでいる要因を次のように分析する。

「医師側には、かつてジェネリック医薬品が『ゾロ品』と呼ばれた当時の二流、三流品のイメージがあります。当時は、品質の問題と、売れるだけ売ったら撤退する『売り逃げ』など安定供給の問題、副作用に関する過去の例をメーカーに問い合わせてもわからないなど情報提供の問題がありました。この経験が医師には根強く残り、どのメーカーのものでも同じ品質という信頼感を持ちえていないのです。他方、先発品にはブランド感があります。それに、医師はこれまで一般名（成分名）で処方箋を書いた経験がほとんどありません。成分名は長くてわかりづらい。たとえば、商品名『メバロチン』（高脂血症用薬）の成分名は『プラバスタチンナトリウム』です。かんたんには覚えられませんよね。

一方、患者側は皆保険制度により保険で給付されますから、ジェネリック品を使っても自己負担分の減少はわずかです。特にジェネリックを求める気にならないのです」

保険制度について日本と対照的なのが米国だ。公的な皆保険制度がなく、個人で加入する民間保険が主体なので、ジェネリック医薬品だけを使うよう指定している保険もある。長期療養が必要な慢性疾患などでは、ジェネリック医薬品を使うことで患者の薬代負担は平均して半分くらいに減るという。ただし、池田さんによると、「患者がジェネリック医薬品について十分な知識をもって選んでいるかどうかは疑問」という。

池田さんは、「日本ジェネリック研究会」の理事の一人である。同研究会は二〇〇三年八月に医師、薬剤師、研究者らが集まりつくられたもので、ジェネリック医薬品の健全な育成を目的としている。基本的にはジェネリック医薬品の普及を促進する人たちの集まりといえるが、メンバー個々人のジェネリック医薬品に対する考えにはかなりの幅がある。たとえば池田さんも、ジェネリック医薬品の品質について「薬としての効果が先発品と同じであるとは証明されていない」と見る。次のような理由からだ。

「今の審査では、先発品との間で生物学的同等性があること、成分が同じであることで承認しています。しかし、先発品については無作為割付による大規模臨床試験をやっていますが、ジェネリック医薬品はこれを義務付けられていません。生物学的同等性は、通常は血中濃度を調べますが、これは先発品と比べて八〇〜一二五％の範囲に入れば許されています。つまり、一定の誤差を許しているのです。ところが、血液凝固を抑えるワーファリンや狭心症などに用いるジゴキシンは〈安全域〉が狭いので、安易にジェネリック医薬品に切り替えない方がいいとされています」

池田さんがこう指摘する根拠は、米国の『メルク・マニュアル』の記述だ。これは家庭用の医学百科書で、その内容は万有製薬のホームページで無料公開されている。それには、こんな記述が見られる。

「ジェネリック薬の中には、元のブランド薬から切り替えて使用するには不適切なものもあります。たとえば、比較の基準が確立していないために、元の薬と生物学的に同等であるとは言い切れないジェネリック薬もあります。これらの薬の場合には、元の薬と自由に切り替えることはできません。有効量と、有害量もしくは無効量との差（安全域）が小さく、非常に正確な量を投与しなければならない薬は、互換性はあまりありません。心不全の治療に使用されるジゴキシンがその例です。ブランド薬のジゴキシンの使用から同量のジェネリック薬に切り替えると、製品間の生物学的同等性が十分ではないため、問題が生じるおそれがあります」

さらに、「代替が不適とされるジェネリック医薬品とその主な理由」が一覧表になっている。理由を拾ってみると、「安全域が比較的狭い」「生物学的に同等でない」「比較するための基準はまだない」「少量服用するものなので、製剤の違いによって反応に大きな変化が生じることも考えられる」といった具合だ。こんな記述もふまえ、池田さんはこう指摘する。

「そのジェネリック医薬品の限界、つまりどの部分で情報がないのかを知ってから使うべきです。不純物や混入物の中に未知の物質が含まれていることが、薬学会でレポートされています。承認審査で不純物についての評価がないので、不純物がアレルギーや副作用の原因になる場合もあります。塩酸リトドリン（切迫流・早産治療薬）の注射薬でジェネリックに替えて過敏性の血管炎が多発しているとの報告があります。逆にジェネリックの方が混入物を減らして改良されているものもあり、一概にジェネリック品が悪いとは言えないのですが」

では、どうしたらジェネリック医薬品がもっと普及するようになるのだろうか？

「メーカー自ら品質確保に努め、アピールすべきです。次に医師、薬剤師はジェネリック品を使っていて副作用などがあれば、臨床現場からデータを発信すべきです。市販後の調査ももう一歩踏み込んで充実させるべきです。それに承認審査のハードルも高めていいでしょう。たとえば安全域の狭い薬剤では八〇～一二五％の誤差をさらに狭めるべきです。そして、消費者も賢くなるべきで、どのような基準で同等性が確認されているかを知って使ってほしいです」

「ジェネリック医薬品は先発品と効き目が同じ」とよく言われるが、効き目や副作用が同じと安易に言うべきではないと池田さんは強調する。そんな誤解を解くための啓発をする一方、メーカーがいっそうの品質確保を図ることが、ジェネリック医薬品を広げるためには必要だと指摘する。

ここまで、日本医師会の田島理事、慶応大学の池田さんと、ジェネリック医薬品の現状、とりわけ品質の先発品との同等性に疑問をもつ人の意見を紹介してきた。このお二人が指摘した問題点については、当のメーカー側はもちろん、薬剤師や医師の間でも反論がある。そうした意見も紹介していこう。

医師対薬剤師・患者の綱引き

全国の病医院の中には、二〇〇二年の診療報酬・調剤報酬改訂でジェネリック医薬品の使用にインセンティブが設けられてから、率先してジェネリック医薬品を用いる所も出てきた。二〇〇三年五月から一般名処方を導入している聖マリアンナ医科大学病院（川崎市）もその一つで、DPC（急性期入院医療の包括評価）を採用している特定機能病院としては初の試みだった。DPCでは疾病別に決まっている定額の診療報酬が支払われるので、安いジェネリック医薬品を使えばそれだけ薬剤費が節減できる。事実、三年近くの実践を通じて大幅削減が実現でき、かつ、事故や治療期間の延長などの問題は一件も出ていないという。増原慶壮薬剤部長はこう語る。

「二〇〇三年四月からDPCが導入されることを〇一年に予測し、準備を進めました。DPCが導入されれば、医療材料にかける費用を少なくすれば経費節減効果があがるし、患者様の医療費も削減できます。ジェネリック医薬品は患者、病院の双方にメリットがあるのです。でも、ジェネリックを使用するには医薬分業をしっかりやっていないとうまく行きません。院外の開局薬剤師との対応、院内の医師の理解という二つの問題に、時間をかけて準備をしました」

事前に地元の薬剤師会、医薬品卸と連携し、ジェネリック医薬品の情報を集め、どの薬の品質や安全性がすぐれ、安定供給が可能かなどを調べた。ジェネリック医薬品は一つの先発薬に対して二〇種も三〇種も出されるので、その全部を薬局に常備するわけにはいかず、どれを置くかを選択しなくてはならない。しかも、患者の納得を得て調剤するのだから、患者に対して品質や有効性、安全性の情報をきちんと提供しなくてはいけない。そうするには薬剤師も勉強せざるをえない。「それが薬剤師の職能の向上になり、薬剤師にとってはいいこと尽くめ」と増原さんは言う。

一方、院内では理事会によるトップダウン式の決定で、ジェネリック医薬品の導入を医師たちに納得させた。

「これは経営の問題なので、理事会で決定してもらいました。医師の中には抵抗があったかもしれない。でも、医師の使い勝手が悪くならないための努力をしました。ジェネリック医薬品はMR（製薬会社の営業担当者）が少ないので、その代わりをぼくらがやる。各病棟に薬剤師を張り付けました。それと、医師がコンピュータの端末に薬を商品名で打ち込んでも一般名が出るソフトを独自に開発しました」

まず、二〇〇三年五月に院内で使う注射薬六四品目をジェネリック医薬品に切り替え、試みがいよいよ現実化した。これだけで一年間に一億五〇〇〇万円の医薬品購入費の削減効果があった。次いで〇四年五月と六月に糖尿病や高脂血症用の内服薬一一五品目も一般名処方にし、これは院外でも実施することにした。こうして二〇〇四年度実績では全体で約五〇億円の薬剤費に対して約三億一六〇〇万円の削減効果が出ている。院外の薬局でも今は三〇〜五〇％がジェネリック医薬品に替わっているという。この切り替えで事故などの問題は一切出ていない。増原さんは安全性をこう強調する。

「ぼくは薬剤師として臨床で使って、結果として安全を証明した形になりました。多くの医療従事者がジェネリックの使用に反対するのは、ＭＲの情報提供も含めて先発品のメリットが多いからでしょう。ジェネリック医薬品は国の規格をクリアして承認されておりますが、一つの事例を取り上げて、すべてのジェネリック医薬品が悪いと反対される医療従事者がいます。ジェネリック医薬品をオール・オア・ナッシングで否定するのはおかしい。経済性を考えずにいい医療はできませんので、ジェネリック医薬品の特性を理解し、臨床に使用することが望まれます」

同病院では患者の反応も調査している。二〇〇五年の調査によると、八一二件の回答のうち、ジェネリック医薬品に切り替えて「変化なし」と答えた人は八〇％強、「良くなった」が二〇％弱おり、「悪くなった」という人はゼロだった。

また、先発医薬品を選択した人（八〇一件）は、その理由のトップが「同じ薬の継続」五七％で、以下「後発品の在庫がない」二五％、「後発品への不安」一〇％などだった。他方、ジェネリック医薬品を選択した人（二四四件）は、「廉価なため」五五％、「後発品で問題がない」三三％、「同じ薬の継続」九％などだった。

さらに、先発・後発の選択パターン調べ（七九七例）では、「先→先→先」七五%、「後→後→後」一四%と同じものの継続が多かったが、「先→先→後」が四%、「先→後→後」が六%あったのに対し、後発品を先発品に切り替えた例は〇・三%しかなかった。総じて好評で、ジェネリック医薬品への切り替えが年を追うごとに順調に進んでいることがうかがえる。

こんな実績を背に、増原さんが繰り返して強調するのは「これは患者様の選択の問題」ということだ。

「先発品のレニベース錠（高血圧用薬）が一錠九四円に対し、ジェネリック医薬品では五四円のものから一五円のものまで何種類もあります。一般名処方にすることでこれまでブラックボックス化していたジェネリック品間の価格差も表へ出てきます。患者のメリットを考えたら、最終目標は代替調剤にまで行かないといけません。そういう制度を求めないといけない」

現状の「一般名処方」では医師が一般名で処方した場合のみ、患者の同意でジェネリック医薬品の調剤が可能だ。しかし、「代替調剤」であれば、医師が処方で指示した医薬品を薬剤師が患者の同意を得て同じ成分の他の薬に替えることが可能だ。医師が商品名で処方しようが、一般名で処方しようが関係ないわけで、薬剤師と、なかんずく患者の主体的判断が優先されるのである。増原さんは、二月にオープンしたばかりの川崎市立多摩病院の薬剤部長も兼務しており、ここでは代替調剤を取り入れている。処方箋に「この処方せんは代替調剤を認めるものです」と明記し、聖マリアンナ医大病院からさらに踏み込んだ取り組みを始めている。

こう見てくると、一般名処方、代替調剤は、医師の処方権の中に薬剤師や患者の意思が入り込んでくる側面があることに気づく。見方を変えれば、処方権という権限をめぐる医師対薬剤師・患者の綱引きという色合いを否定できないだろう。そのあたりを薬剤師側はどう考えているのだろう。日本薬剤師会の石井甲一専務理事はこう語る。

「医師に処方権があるのは当然です。それが大前提ですが、ジェネリック医薬品で副作用などの問題などが起きた場合は、医師の責任が問われる可能性は小さいと思います。作ったメーカーとそれを承認した国の責任が問われるはずです。国の方針でジェネリックの普及を進めようということで医師がそれに従うなら、我々もそれに協力するということです。薬剤師法では医師が処方箋に書いてきたものは、医療上の理由以外では拒めません。ですから一般名処方か『後発品に変更可』というチェック付き処方でなければジェネリックへの変更はできません」

あくまでも国や医師の姿勢次第であり、薬剤師はそれに協力するのだという姿勢である。だが、石井さんは医療費に対する国の姿勢には批判的だ。

「高齢化の進展で医療費が伸びる。不況もあって、支出が膨らみ収入が伸びない。そのため皆保険制度が維持できないのではという心配から、財務省は医療費の抑制をしようとしています。薬剤師会としては、現状の医療支出にムダがあるなら、その適正化には反対しません。ところが、ムダを前提に削減せよと迫られるのには納得できません。お金がないから医療費を削れというのはおかしい。お金がなくても、そういうときこそ、国民が最低限の医療を安心して受けられる体制を作るべきです。医療費が増えているから無理やり頭にキャップをかぶせるというのは、乱暴な議論です」

薬効に差があるのか

この見方を大前提に、石井さんはジェネリック医薬品に対する考え方をこう説明する。

「医療水準を後退させずに薬剤費を少なくする。その一つの方法としてジェネリック医薬品の使用があるという考えには反対しません」

医療水準ということでは、医師側からジェネリック医薬品の品質について疑問が投げかけられている。薬のプロとして、ジェネリック医薬品の品質をどう見ているのだろうか。

「効き方、安全性について先発品と同じだ、と厚生労働省が認めています。低いレベルの不純物や、錠剤を作るために混ぜるデンプンなどの添加物については、先発品と異なることもあるでしょう。でも効き方、副作用などは変わらないのです。そうであるなら、反対する理由はありません。薬剤師会としては、もろ手を挙げての賛成ではないけれど、協力しましょうという姿勢です」

では、なぜ医師が反対するのだろう。石井さんは薬剤師と医師の間では、薬に対する捉え方の違いがあると指摘する。

「薬は物質です。薬剤師は成分の化学構造がすぐ頭に浮かびます。構造が同じなら物として変わらないのだから、問題ないと思います。しかし、医師は医薬品の構造式まで意識しないがための不信感があるのでしょう。ジェネリック医薬品は小規模のメーカーが提供してきた長い歴史があります。安かろう、悪かろうというイメージがしみついていることもあるでしょうね」

こうした医師らの一般的不信感を生む原因を、石井さんは分析してくれた。すでに紹介した話と重なるが、次のようなものだ。①ジェネリック医薬品メーカーはコストを切り詰めており、MRが少なく情報が乏しい、②短期で製造中止し、撤退することがある、③たとえば五、一〇、二〇mgがある錠剤の場合、先発品はすべてをそろえているが、後発品は売れ筋の一〇mgしか作らず、増量や減量のさじ加減ができない。つまりは、情報不足、規格品の不足、安定供給への不安と整理できる。

肝心の品質については「体内で溶けにくいものなどが出てくると時々学会で報告されます。でも、そのようなケースは少ないから報告するのです」と言う。薬剤師会でも市販されているジェネリック品の溶出試験を独自に実施しており、問題があるものが出た場合はメーカーに直接知らせている。それが年に一件くらいであり、保管場所が悪くて変質したというケースなどだ。

一方、薬剤師の立場から見た問題点は、別のところにあるという。

「問題はジェネリック医薬品の数が多いこと。一つの先発品にだいたい二〇くらいの後発品があり、いずれも価格が違う。それを全部薬局にそろえることはできないし、抱えたら不良在庫になってしまいます。また、卸から安定供給されないと調剤できません。医師によって違う後発品を指定されると困りますね。薬局と患者に選択権がある一般名処方かチェック付き処方が望ましいのです。後発メーカーが合併し、一つの薬を五社くらいで作るようになればいいですね。それには国の制度設計が必要で、ジェネリック医薬品が多く使われるようになれば、統合と淘汰が進み、安定供給できるメーカーが残るはずです」

では、メーカー側はどう見ているのだろう。現在、日本にはジェネリック医薬品を製造する製薬企業は約一〇〇社ほどあり、東証一部上場している二社以外はいずれも中小規模の企業だ。そのうちの三八社が加盟している医薬工業協議会（略称・医薬協）は、業界唯一の団体である。医薬協の小林実総務委員会委員長（東和薬品部長）は現状をこう評する。

「国は医療費・薬剤費削減策の一環として、廉価なジェネリック医薬品の使用促進を積極的に図っています。今回の中医協答申で四月から処方せん様式を変更するなど、さらなる促進策が導入されます。ソフトランディングではあるが、少し伸びるでしょう。欧米の中で普及が遅れていたフランスでは国が積極的に推進を図ったことにより、ジェネリック医薬品の使用が急速に伸びました。日本では制度的な問題があり、欧米のような普及率になるにはまだ時間がかかるでしょう。国民・患者がコスト意識を持つように、国がもう少し医薬品の仕組みをオープンにすべきです」

国が普及に力を入れ始めたことを評価しながらも、まだ満足なものではないと見ているようだ。そして、普及の大きなネックは医療関係者のコスト意識の欠如に起因しており、その背後には先発品メーカーの戦略が垣間見えるという。

「日本の医薬品市場は、これから伸びてもそれほど大きくならない。ジェネリック医薬品の使用が多くなるほど、先発品メーカーは売上・利益が落ちることになります。なかなか新薬の出せない先発品メーカーにとって、ジェネリック医薬品の使用促進は死活問題なのです。そこで先発品メーカーは、ジェネリック品の普及を遅らせるための批判や高薬価を維持する戦略をとり続けなければならない。欧米のように医薬分業が一〇〇％実施され、患者が薬を選択できる代替調剤が日本では認められていません。国が一般名処方でジェネリック医薬品の普及を考えましたが、先発品メーカーのＭＲが先発品の銘柄名を徹底的に医師にレクチャーし、医師が一般名を知らないために機能しませんでした。日本の場合は、欧米に比べ制度的な仕組みにいろいろと問題があります」

こんなからくりがあるというのだ。現状ではまだ本当の意味での医薬分業にはなっていないと指摘する。では、問題視されているジェネリック医薬品の品質については、どうだろう。小林委員長は審査システムの信頼性を強調する。

「新薬には再審査制度があり、発売後六年間臨床データ収集がされて再審査が行われるなど、有効性、安全性の厳しいチェックシステムがあります。再審査期間が終わり特許が切れると、ジェネリック医薬品が承認許可され、製造販売されます。発売後は、先発品を含めて有効性、安全性、品質のチェックをする再評価が実施されます」

このように薬の主成分に対し、発売の前も後も、先発品、後発品ともに薬事法に基づいた厳しいチェックが繰り返されており、問題はないという。では、主成分以外の添加物についてはどうか。品質を問題視する学者らは添加物を槍玉にあげることが多い。小林委員長はこう反論する。

「厚生労働省のジェネリック医薬品の承認審査基準は、欧米と比べても非常に厳しい基準です。ジェネリック医薬品への批判は具体的なメーカー名や製品名を明かされていないので、医薬協としても対応に苦慮しています。医薬協会員会社の七〇％は先発品企業の医薬品を受託製造しており、ジェネリック医薬品企業の製造技術の水準は先発品企業と変わりません」

議論が深まれば

ここで、日本の医薬品承認審査の内容をかんたんに見ておこう。新薬の場合、「起源または発見の経緯、外国における使用状況」「物理的化学的性質ならびに規格および試験方法」「安定性に関する資料」「急性毒性などに関する資料」など大きな項目で七項目の資料が必要であり、その中にはヒト臨床試験成績もある。これに対し、ジェネリック医薬品は先発品で証明されているものは省略され、「規格および試験方法」「加速試験（安定性を見る）」「生物学的同等性」試験という三つの小項目について企業提出のデータを審査し、合格すれば承認される。添加物についても、新しい物を使う場合には安全性に関するデータを出させて審査している。

この審査法はＩＣＨ（日米ＥＵ医薬品規制調和国際会議）のガイドラインにもとづくものであり、基本的に欧米諸国と同じである。ただし、米国のＦＤＡ（食品医薬品局）では約一万人のスタッフが審査対象の生データを自分たちで解析しているのに、日本では医薬品医療機器総合機構の約二〇〇人のスタッフが生データのサマリーを審査しており、その陣容には大きな差がある。

では、実際にジェネリック医薬品に何か問題が起きているのだろうか。厚生労働省医薬食品局の監視指導・麻薬対策課では、問題がある医薬品について先発品と後発品を分けて統計をとっておらず、数字的な裏づけは得ようがなかった。だが、マスコミでジェネリック医薬品関連の事件が報道されたことはない。むしろ、問題が起きてからでは遅いという議論が先行しているのが、現実のようだ。審査担当の医薬食品局審査管理課の佐藤岳幸課長補佐は、現在の議論の問題点をこう指摘する。

「現状では、製剤の違いに目を向け、溶出試験の数値の差だけで論じています。しかし、この差が臨床効果上、違う挙動になるのか、薬効の差となるのかどうかが大事なはずです」

たしかに、そんな傾向がありそうだ。そのことを図らずも浮き彫りにする出来事があった。二月中旬に東京大学（東京文京区）で開かれた「第五回日本ジェネリック研究会学術大会」のシンポジウムで、先発品と後発品のデータ差の評価をめぐって真っ向から対立する激しい議論が闘わされたのだ。シンポに先立つ基調講演で、明治薬科大学の緒方宏泰教授（薬剤学）は「最近、先発品と後発品の比較ができるようになり、関心が高まった。しかし、比べれば当然、差が見えるわけで、意味のある差と意味のない差の識別が重要です」と、問題提起した。

つまり、現状では意味のない差を問題にして不信感を招き、ジェネリック医薬品の普及を阻んでいるというのである。次いで緒方さんは比較例を三つ紹介した。

一つはある注射薬の不純物で、これは「規格基準の設定に幅をもたせているので、その幅の中に入っていれば何ら問題がなく、規格から外れれば不適品で作り直しさせられる。ジェネリック特有の問題ではない。ただし、規格内の差で臨床上の問題が多発するなら、依拠しているガイドラインが問題なのだから、その見直しをせざるを得ない」と整理する。二つめは、プラバスタチン製剤（高脂血症薬）のＡＵＣ（血中濃度曲線下面積。体循環する血液中に入った薬物の量に比例するので、体に取り込まれた薬の量を示す指標とされている）の問題。これは「異なる被験者で試験しているのに、ＡＵＣだけを切り離して比較しており、最悪の比較法だ」と切り捨てる。三つめは後発品の情報不足についてで、緒方さんは「ジェネリック医薬品は、先発品が長期間医療現場で使われて積み上げた情報を、引き継ぐものである。これは先発と後発に共通する〝財産〟なのだから、それを引っ張り出してやるべきだ」と訴えた。

これに対し、次に登壇した福井大学の政田幹夫教授（薬剤学）は、二〇〇三年に日医総研（日本医師会総合政策研究機構）が発表したジェネリック医薬品の使用実態と意識調査の結果を引き合いに、「過去五年間に、先発品と後発品の薬効の違いを経験したのが一四％、副作用が五％で出ている。添加物を含めて全部、先発品と同じと思っている医者、患者が多いが、未知物質や混入物のあるジェネリック医薬品は先発品と同じではありません」と問題提起した。その具体例として、国の定めた方法と条件を変えて検査したら未知物質が出てきた注射薬のイオパミドール（尿路・血管造影剤）、液漏れや血管痛を起こしたウテメリン（切迫流・早産治療薬、一般名・塩酸リトドリン）、AUCのばらつきが大きかったプラバスタチンなどを挙げた。そして「添加物が異なれば、効果も異なるし、安定性も異なる」と結論づけた。

激しい論戦が起きたのは、この後の質疑応答に入ってからだ。緒方教授が、意見の対立する政田教授の発言をふまえ、こう口火を切った。

「分け方の問題だ。臨床上、意味があるのか否かがいちばん大事であり、一つの例で問題があるから全部ダメと言うのはおかしい。規格基準の中に入っているのを取りあげて違うというのはおかしい。ジェネリックだから問題だというのはおかしいのです」

すぐ、政田教授が反論した。

「違う。ジェネリック品と先発品が違うことを医師がわかっていれば、それでいいと思う。その点をきっちりと情報公開すべきなのです」

二人の声は次第に大きくなり、議論は激しさを増す。

「基本的有効性、安全性に問題があるなら……」

「問題があるのが出て来ている、と今、言ったでしょ」

「そういう場合にはその部分の問題であって、十把一からげにジェネリックは使えないというのがおかしい」

「だから、〈違うんだよ。違うけど、限りなく近いもの、上等なものが出来ている〉ということをアピールすればいいんです」

「白黒ついていないものを不安と言うのがおかしい。（ジェネリックの普及を）先生が止めている。一つひとつを取りあげながら、最後は抽象的に全部ダメだと言っているのです」

この発言に会場から大きな拍手が沸き起こった。かなり感情をむきだしにしたこの議論が、ジェネリック医薬品の現状を物語っている。取材で話を聞いて回った過程でも、「オフレコ」部分ではかなり激しい批判が促進、反対の双方から聞かれた。専門家同士の胸襟を開いての議論がもっともっと深まれば、国民一般のジェネリック医薬品への理解も深まるのではないだろうか。今はそのとば口に立っているのかな、という気がする。

第五章　再燃する延命治療中止の法制化論議

富山県の射水（いみず）市民病院で外科部長らが末期患者七人の人工呼吸器を外して死なせた事件以来、延命治療の中止（尊厳死、消極的安楽死）をめぐる議論が高まっている。中でも、法律で一定の基準を示し、要件を満たしたケースの実施医師を免責させようとする法制化の問題が大きな焦点となっている。にわかに再燃した法制化論議を追った。

再燃した法制化論議

射水市民病院の事件は、今年（二〇〇六年）三月末にマスコミに発覚した。同病院の外科部長らが二〇〇〇年から〇五年にかけて五〇代~九〇代の主にがんの末期患者ら七人の人工呼吸器を取り外して死なせたもので、昨年一〇月には同病院から富山県警に報告され、院内には調査委員会も設置された。現在は県警の手で、立件に向けて事実解明が進められている。

七人という数の多さもあり、この事件は日本中に衝撃を与えた。毎年三人に一人ががんで死ぬ時代となり、終末期医療の現場では事件と似た問題に直面している医師、患者、家族らも少なくない。そんな事情も反映してか、医師を免責する基準や法律を求める声もあがりだした。そうした声を聞くヒアリングが六月中旬、衆議院第一議員会館で行なわれた。実施したのは「尊厳死法制化を考える議員連盟」（中山太郎会長）である。

ヒアリングに先立って中山会長（自民党、衆院議員）は、こう挨拶した。

「尊厳死への関心が高まっています。ぜひ早く議論して、国会に法制化を提案したい」

富山の事件を追い風に、一気に法制化しようというのだ。同連盟は昨年に超党派の国会議員が集まって結成され、六七人が参加している。結成後は各界専門家の意見を精力的に聞いており、日本医師会を皮切りに、日本弁護士連合会、厚生労働省、法務省、日本尊厳死協会、新日本宗教団体連合会、神社本庁などのヒアリングを実施してきた。

この日は、民間病院の最大団体である全日本病院協会の木村厚常任理事、公私病院の集まりである日本病院会の村上信乃副会長が招かれた。議員連盟側からは中山会長、渡辺秀央幹事長（民主党、参院議員）、山口俊一事務局長（自民党、衆院議員）の三役がそろって出席したが、国会開会中ということもあり、他の議員の参加は六、七人だった。ヒアリングではまず、全日本病院協会（全日病）の木村常任理事がこう発言した。

「協会として検討を始めたところです。現在の考え方は、安楽死、尊厳死の法制化は必要ないということです。非常に微妙な問題であり、医師の裁量が深く関わる問題なので、終末期の医療のあり方を法律で画一的に規制すべきではないと考えます」

法制化反対というのだ。ただし、基準づくりは必要だという。

「しかし、放っておいて良くはないので、ガイドラインは必要です。医師会や病院団体、医療界の専門学会、法曹界、患者団体などが協力してガイドラインをつくるのが望ましい。全日病ではガイドラインをつくっています。急いで法制化せず、このガイドラインをつくるのを見守ってほしいです」

一方、日本病院会の村上副会長は「会として検討したことはまだ一度もない。あくまで私の個人的意見」と断った上で、「ぜひ法制化をやってもらいたい。ガイドラインに沿ってやったのでは、司法の不当な介入がありうる。その点で不安があるので、何らかの法的なものをつくっていただきたい」と法制化待望論を述べた。三月まで病院長を務めていた経験からそう考えるのだという。

村上副会長は、病床数九八〇、救急患者を年に六万人受け入れる病院の院長だった。緩和ケア病棟は二〇床あり、ここでは本人、家族同意の上で、消極的安楽死（尊厳死）が実際には行なわれている。つまり、積極的治療をせず、患者が呼吸苦を訴えても人工呼吸器の挿管をしないという。こうした実態に対して「いつ司法の介入を受けるか、と不安をもっている」と指摘する。

また、救急患者には、蘇生措置をし、人工呼吸器をつけてＩＣＵ（集中治療室）に入れるが、一度装着するとなかなか抜管できず、できるのは酸素濃度を落とすなど呼吸器の条件を変えることくらいだという。しかし、がん末期で、もうどうしようもないと分かった時点では、家族了解のもとに〈手を抜く〉という。その決定は現場医師の合議でやっている。「倫理委員会にかけるべきという意見もありますが、そうすると連日委員会をやらなくてはいけなくなり、現実にはとてもできない」からだという。

　こうした実態を説明した上で、村上副会長はもっと困るケースとして、一般病棟のがん末期患者と筋萎縮性側索硬化症（ＡＬＳ）患者への対応をあげた。次のように語る。

「一般病棟でがん末期患者に人工呼吸器をいったん挿管した場合、抜いていいのかどうか。今回の事件のようなことは、みんな悩んでいます。抜くことは即、死亡につながる。二四時間以内に死につながることは恐ろしくてできません。法制化があればと思います。

　ＡＬＳは筋肉が麻痺し、やがて呼吸ができなくなり、最終的には気管切開で（人工呼吸器をつけて）維持してあげないと生きられない。それをあらかじめ説明すると、七割の患者さんは呼吸器を入れないでと言いますが、三割は入れる。すると、延々と生き続けます。『外して』という意思表示があっても、外せません。意識のクリアな状態で抜くと、苦しんで死ぬし、しかも確実に亡くなるのがわかっています。

　私の病院のナースが八年前、この病気で人工呼吸器をつけ、しばらくしてから、表情でわかるのですが、『抜いて』と訴えた。でも、抜かずにそのまま八年やっている。このナースの所に顔を出すのが非常につらい。何らかの法制化をやっていただければありがたいなと思っています」

　結局、ヒアリングでは、病院側が、法律にせよガイドラインにせよ、延命治療中止について何らかの基準が必要と考えていることがわかった。そして、その最大のねらいが基準に従った医師の免責にあることも明らかだ。警察による事件化を「司法の（不当な）介入」と捉えているのも印象的だ。さらに、延命治療の中止の対象として、緩和ケア病棟のがん末期患者らだけではなく、一般病棟の末期患者や、末期ではないＡＬＳ患者までも視野に入れていることがうかがえる。

疑問を持つ人々

こうした捉え方や法制化の動きに、疑問をもつ人は少なくない。昨年（二〇〇五年）六月に立ち上げられた「安楽死・尊厳死法制化を阻止する会」は、法制化阻止を目指す人たちの集まりだ。同会は実は、三〇年ほど前の一九七八年に「安楽死法制化を阻止する会」（発起人・武谷三男、野間宏、松田道雄ら）という名称で結成され、その後休止状態にあったが、会の名称に「尊厳死」を加えてリニューアルしたものだ。以前の会の立ち上げと休止は、法制化の推進側の動きに呼応してのことである。事務局長の清水昭美さんによると、今回の再結成も「一昨年、日本尊厳死協会の井形昭弘理事長が、今は反対の会がないから法制化はすぐできるといった趣旨の講演をし、動きが強まってきたので」という経緯からだった。

前回のきっかけは、一九七六年に著名な医師の太田典礼氏（故人）が発起人となって「日本安楽死協会」を立ち上げたことだった。前年の七五年には米国ニュージャージー州で「カレン事件」が起き、七六年三月、州最高裁は「持続的植物（遷延性意識障害）状態」のカレンさんの人工呼吸器を外すことを認める判決を出した。また、八月にはカリフォルニア州議会で世界初の「自然死法」を成立させ、延命治療拒否のリビング・ウイル（尊厳死の宣言書）を法的に認めた。日本安楽死協会の結成はこうした潮流を受けてのことで、七九年には「末期医療の特別措置法案」を発表している。この法案は八三年に国会に提出されたが、審議未了で廃案になった。この動きに合わせて反対運動も高揚したのだった。

日本安楽死協会は一九八三年に「日本尊厳死協会」と名称変更し、法案の目的からは積極的安楽死（医師が薬物などを投与し患者を死なせる）を外し、「不治かつ末期の状態にあって過剰な延命措置を望まない者の意思に基づき、その延命措置を停止する手続きを定める」としている。現在の法制化論議とほぼ重なる内容であり、二〇〇三年には「尊厳死に関する法律案要綱」を改めて作成している。議員連盟もこれをタタキ台に考えている。日本尊厳死協会が法制化運動をリードするというパターンは、前回も今回も同じである。

法律案要綱の第一条は、「何人も自己の生命を維持するための措置を受容すべきか否かにつき自ら決定する権利を有する。この権利に基づきこの法律は不治かつ末期の状態にあって延命措置を望まない者の意思を尊重する末期医療に関する手続き等を定めることを目的とする。不可逆的で不治ではあるが末期ではない持続的植物状態においても、あらかじめ、かかる場合の延命措置を断る明示の意思表示がある場合の措置も本法に依る」と目的を定めている。

すなわち、患者の「自己決定権」をもとに「不治かつ末期」あるいは「持続的植物状態」の患者の延命措置を中止することを認め、それを実施した医師を民事上、刑事上免責することを定めている。また、同協会で推進しているリビング・ウイルによる意思の表明、病状については担当医を除く二人以上の医師による診断が必要なことなどにも触れている。阻止する会の清水事務局長は、この内容について次のように批判する。

「診断や予後、死期が迫っているという判断が確実にできるのでしょうか。余命数カ月と診断されながら、昏睡二年後に意識回復した人もいます。末期とは何日間なのか。期間から言うのか、症状から言うのか。判断は複数の医師によるといっても、自由に上司に意見が言えない環境では、何人いても力をもつ者の意見しか表に出ません。さらには、患者の病状について、本人や家族に事実より重い病状の説明をしてはいないでしょうか。

リビング・ウイルを書いておくことという主張がありますが、記入する時は健康です。実際には知らない〝その時〟の状態を前もって想像するのです。いざその時になって意思の変化はないのでしょうか。そもそも治療を中止して早く死なせることは、本人にとって尊厳があることと言えるのでしょうか。酸素が吸えない状態は溺れる以上に苦しいことです。『早く楽に』『尊厳ある死』と周りが言う死は、最も苦しむ苦悶死なのです。『死の時』にあるなら、管を引き抜く必要はありません。楽に呼吸させてあげればいいのです」

著述業をしている清水さんは、もともとは看護師だ。現役の看護師時代のある体験が、清水さんを安楽死の研究に駆り立てた。一九五七年、関西のある大学病院に勤務していたときのことである。当直医は腕時計を見ながら、こう言った。

「今から（致死量の麻薬を）やったら、午後九時には死亡診断書を書いて眠れるな」

医師はその晩の当直医だった。がん末期の患者に致死量の麻薬の注射を、清水さんに指示した。自分が九時に眠るために、患者の死期を早めようとしたのである。清水さんが拒否すると、居合わせた別の医師も一緒になって「医師の命令だぞ」と大声で迫った。結局、実行はされなかったが、これが清水さんのこの問題を考える出発点になった。あれから約五〇年。だが、医療の現状は同じようなものだという。

「今も実態は変わりません。法制化したら、怠け者の医師が喜ぶだけです」

清水さんは、持続的植物（遷延性意識障害）状態の患者を治療停止の対象にしていることも問題視する。

「このような患者さんたちに接していると、わかることがあります。言葉をかけて手足をさすると、心地良さそうにします。教授回診の時や、退院時に着替えをさせると、恐怖や不安を感じるのでしょう。泣くのです。今の医学でつかみ切れないものを、本人が闇の中の深い部分でひそかに感じているのでしょう。医学書にもない状態があります」

「価値あるもの」と「価値なきもの」

清水さんは、人間を物体視する「植物人間」とか「スパゲッティ症候群」という用語を使わない。それにならって言えば、けっして「末期」には該当しない、大脳機能を失った遷延性意識障害の人たちの命を軽視することに、清水さんは警鐘を鳴らす。もう一つ、清水さんが警戒するのは、安楽死協会と尊厳死協会の連続性についてである。

「協会は第一回国際会議（七六年）で、抵抗の少ない消極的安楽死（尊厳死）からまず法制化しようとしていると述べ、その先に積極的安楽死も視野に入れているのです」

そう判断するのは、同協会が前身の日本安楽死協会の発起人・太田典礼氏の思想を今も引きずっていると見ているからだ。清水さんは次の新聞記事を問題視する。

「ナチスではないが、どうも『価値なき生命』というのはあるような気がする。（中略）私としては、はっきりした意識があって人権を主張し得るか否か、という点が一応の境界線だ。（中略）自分が生きていることが社会の負担になるようになったら、もはや遠慮すべきではないだろうか。自分で食事もとれず、人工栄養に頼り『生きている』のではなく、『生かされている』状態の患者に対しては、もう治療を中止すべきだと思う」（『毎日新聞』一九七四年三月一五日）

生命を「価値あるもの」と「価値なきもの」に分けているのだ。選別の思想、つまりは優生思想と言える。意識の有無で線引きするのは、遷延性意識障害を治療の停止の対象にすることと重なる。自分で食事もとれず「生かされている」状態云々については、ＡＬＳの人たちの問題にも関係してくる。確かに問題のある発言だが、冒頭のヒアリングにおける病院関係者の意見にもこの発想を見出すことはできそうだ。

花園大学文学部の八木晃介教授（人権教育研究センター所長）を、京都に訪ねた。八木さんはかつて毎日新聞記者をしていた。太田氏のこの発言は、実は記者時代の八木さんが本人にインタビューして記事化したものだ。八木さんはこう語る。

「これは、まるでヒットラーそのものの発想です。日本尊厳死協会は安楽死協会の時には積極的安楽死も対象にしていましたが、今は建前として外しています。その意味では組織が変わったといえますが、現在の安楽死・尊厳死論者の中に、その主張のバリエーションに濃淡はあれ、太田氏の思想が原則的に脈々と息づいています」

差別問題を専門とする八木さんは、とりわけこの優生思想を問題視する。しかも、私たちの中に意識されずに根づく「内なる優生思想」こそが問題なのだという。

「私たちはほぼ例外なく、〈ああなってまで生きたくない〉とか、〈世間や家族に迷惑をかけたくない〉とか、〈老醜をさらしたくない〉といった感覚をもっています。この日常的常識が優生思想に回収されて法制度化されると、猛烈な暴力性を帯びます。すなわち、死ぬ権利の問題ではなく、死ぬ義務に転化してしまうのです」

誰もが否定しないような日常的常識も、それが国家規範として条文化されれば強制力を帯び、〈ああなって〉という状態が否定的な価値をもち、死を選ぶのが当然という圧力に転化するというのだ。さらに八木さんは、その圧力を後押しする社会情勢にも目を向ける。

「医療制度改革関連法が、経団連の意図する路線で成立しました。企業の負担を小さくし、高齢者の負担が増えます。今や健康は権利ではなく、義務になってきています。成人病を生活習慣病と言い換えることで、生活習慣病は自己責任である、自業自得であることが強調されだしました。つまり不健康は義務不履行の結果であるとバッシングされることになったのです」

こんな自己責任論に、太田氏の「自分が社会の負担になるようになったら、もはや遠慮すべきではないだろうか」といった言葉が重なると、恐ろしい自己決定論につながる、と八木さんは言う。

「『遠慮すべきだ』と考えるのが一つの自己決定だとしても、『自分が社会の負担になる』と自分に感じさせるのは、ほかならぬ社会なのです。遠慮すべき自分を期待し、強要する社会（他者）の意向に同調することが、自己決定とされるのです。つまり、『させられる自己決定』なのです」

さらに、少子化と高齢化がセットになっての医療費や社会保障費の抑制圧力がこれに加わる。「死に逝く者」への「無駄な医療の中止」によってそうした費用を抑制しようという主張が声高になっているというのだ。ただし、八木さんが反対するのはあくまで法制化であって、個々人がどんな選択をするかは別問題だ。ご本人は十八年前に大腸がんを経験し、その時にいろいろと考えた結果、今はこんな気持ちでいるという。

「どんなに苦しくても最後まで生き延びようとは思いません。病状好転反応以外の苦痛は、すべからく除去されるべきです。かりに緩和ケアが結果的に死期を早めることになっても、それはあえて受け入れようと思います」

日本尊厳死協会の「法律案要綱」をめぐって

それでは、当の日本尊厳死協会は法制化について、どう考えているのだろうか。太田氏とのかかわりについてはどんな見解をもっているのだろうか。同協会の高井正文常任理事・事務局長はこう説明する。

「太田典礼さんは若干、安楽死的考えをもっていたようですが、当協会は現在、安楽死的考え方をまったくもっていません。安楽死と尊厳死は本人の意思を尊重するという共通点をもっていますが、安楽死は医療行為で直接命を短縮することであり、尊厳死は最終的には命を縮めることはあっても、自然死という考え方です。目的が違います。法制化に反対する人たちには誤解があるようです。ＡＬＳ患者や難病の人たちに死を押し付ける雰囲気ができることを懸念しているようですが、その人たちが生きようとしている意思は十分理解しているつもりです」

同協会が推進しようとしている法制化は、「不治」「末期」「本人意思」を条件に（ただし、遷延性意識障害＝持続的植物状態は末期ではない）「延命措置」の中止を求めるものである。問題はなぜ、国の法律としてそれを定めるのかである。高井さんはこう語る。

「終末期医療のガイドラインを国がつくろうとしています。しかし、具体的措置のあり方を決めるのは病院ごとや地域ごとには可能かもしれませんが、国のガイドラインでは個々の医療措置に難しい面も生じます。そこで協会としては、患者の意思を尊重する、医師を免責するという二点を中心に法制化すべきと考えています。必ずしも欧米の先進例にならうのではなく、日本には独自の国民性や家族主義的な面などがあるので、それも十分考慮すべきでしょう。できるだけ早い法制化を望みますが、国民の総意として方向づけすべきなので、ある程度の年月は必要でしょう」

じっくりとした取り組みをという姿勢のようだが、富山の事件は同協会の運動に追い風となっている。同協会が運動の中心にすえているリビング・ウイルの新規登録者が急増しているのだ。昨年は一カ月平均で七七〇人だったのが、事件後の今年四月は二八八四人、五月は二六四八人とざっと四倍前後の増加ぶりなのだ。

「あの問題で終末期医療への関心が高まりました。事件の七人の患者は当協会の会員ではありません。本人の意思の推量や確定が難しく、問題が発生しました。そこで自分の意思を書面に残しておいた方がいいという考えが広まり、協会に入会登録が殺到したのです。七人という数字も影響しましたね」

　しかし、これまでの同種事件を見るにつけ、事件を起こした医師は共通して終末期医療に対する認識が不足していたようだ。そして、こうした医師が必ずしも特別な存在ではなさそうだ。その一方、医療現場では医師、家族らの「あうんの呼吸」で尊厳死が実行されているともいわれる。法制化は未熟な医師を免罪してしまわないか。「あうん」の中身は厳しく問われなければならないが、もし適切に実施されている部分があるなら、それを事実として広めていってもよいのではないか。そんな疑問に、高井さんはこう答える。

「あうんの呼吸でという現実はあろうかと思います。それでも、そこから一歩出るケースが必ず出てくる。患者本人の意思を明示し、尊重してもらうのが協会の仕事です。法制化はゆれる医療措置への歯止め、基本線を設ける意味もあります。きちっとしたガイドラインをつくり、医療側に理解を深めてもらうことが大切だと思います」

　この問題については、さまざまな分野の論者が意見を表明している。そんな多様な意見も紹介しよう。清水哲郎・東北大学教授（大学院文学研究科、哲学）は、基本的に尊厳死協会のリビング・ウイルを肯定する。

「リビング・ウイルは理論的には文句ありません。生命維持装置を中止するだけでなく、安楽死も理論的には、苦痛をとる代替手段がない場合に、やむをえない選択として、倫理的に許容される場合がありえます。ただし、実践的にはそういう場合がゼロになるような環境を社会がつくるべきだと思います。これが私の基本的立場です。法律で認めれば、弱者にしわ寄せがいく。であれば、しわ寄せがいかない状況をつくるようにする。そうすれば、法制化も要らなくなります」

清水さんはALSの患者グループとのつきあいがある。この人たちが法制化に神経を尖らせているのは事実だという。

「ALS患者が人工呼吸器を装着するかどうか、決断する分かれ道は、つけると二四時間、全面的に人の世話になるという点にあります。それが耐えがたい、家族に負担をかけられないからつけないという。つけた場合も、本心ではそう思っていなくても、外してほしいと言わざるをえない。そうした圧力がかかるのが問題なのです」

富山の事件では、報道を見る限り、事柄の是非を判断できる情報がほとんどなかった。なのに、家族の同意はあったのか、本人の意思確認はどうしたのか、という二者択一の問いが立てられ、議論の焦点とされた。こんな単純な思考回路に、清水さんは疑問を投げる。

「どういう状況でそうなったのか、個別のケース・スタディをしないと何とも言えません。救急で運ばれ、延命治療すれば助かることがあるし、遷延性意識障害になることもあるかもしれない。拒否して、助かるものが助からなくなることもある。ある選択がどのような結果になるかは、不確定なことなのです。この道をたどれば延命治療にはならないという道はないことが、よくあります。ところが、延命治療という言葉が一人歩きし、この不確定さを度外視した二者択一の思考が強まっています」

こんな状況を危惧する清水さんは、個別性にしっかりと目を向ける必要を説く。特に重視するのは、治療法についての意思決定プロセスのあり方だ。

「インフォームド・コンセントが、医師が治療のメニューを出し、選ぶのは患者というように

〝決定の分担論〟として単純に理解されています。家族は同意したか、文書はあるかという話は、この分担の枠組みで考えているのです。患者、家族と医師、医療スタッフが共同で合意を形成していく道こそが大事です。患者が医師の思いと違う選択をしたら、丁寧に説明し直すが、それでも違えば仕方ないという医師が、現実には多いようです。違う理由をこそ、患者に聞くべきです」

そこから共同作業が始まるというのである。最後に清水さんは、「尊厳死」という言葉を取り上げ、こう強調した。

「死に尊厳という形容をつけて美化しています。本当はすべての人の死が、尊厳ある死であるべきなのです。特定の死に方だけに尊厳死というレッテルを貼ってほしくない。そして、尊厳をもって死に至る生を生きるためにどう支援するか、個別に話し合って決められるべきであり、生命維持装置をどうするかも、その中で位置づけられるべきです」

「中止の条件」を満たすかどうかだけに焦点を当て、二者択一の割り切った選択をできるようにすること、つまり、法制化には慎重であらねばならないという主張である。

立命館大学の立岩真也教授（社会学）は、法制化のタタキ台になる尊厳死協会の法律案要綱について、「この案は、一つは不治で末期で苦痛のある状態、もう一つは不治の遷延性意識障害状態、この二つを対象にしています。死期を早める対応が当人にメリットがあるかが問題ですが、どちらについてもむしろデメリットの方が大きい」と見る。その論旨はこうだ。

「末期という言葉自体があいまいですが、数日か数時間として、やがて亡くなられるのですから、その間、苦痛があるならそれを緩和すればよい。苦痛がある場合は意識もあります。人工呼吸器などを停止することは、苦痛の緩和という意味においても良い手段とは言えません。

次の遷延性意識障害の状態では、実際にそれがどんな状態かを知るのは脳死判定よりも困難です。意識が戻るケースもあります。その状態から戻る可能性があることは、その状態を続ける理由になります。また、意識が完全に失われている場合、その人にとって生きている利益も感じられないだろうけれど、死を早める利益もありません。片方にプラスマイナス・ゼロがあり、片方にそこから戻る可能性がわずかでもあるとしたら、治療をやめる措置を法制化する価値は、当人に即して考えると見当たりません」

立岩さんは、要綱で対象にしている上記二つのケース以外に、ＡＬＳや重い認知症などの知的障害などの、意識があって重い障害がある場合も視野に入れて論ずる。こんな理由からだ。

「法制化を推進してきた尊厳死協会の中では、認知症を含めた議論もなされてきましたし、尊厳死協会の幹部も強い身体障害の治療停止を認めるべきだという趣旨の発言をしています。推進し支持する人たちに、法案よりも広いレンジで考えている人は多い。ＡＬＳなど重い障害を有する人たちの懸念にも根拠があります」

立岩さんは、自殺幇助を引き合いに、この人たちの治療停止の問題点をこう指摘する。

「生きていくのに不可欠な手段を他人に依頼して外してもらうことは自殺幇助で、法で禁止されています。それなりの理由があると思います。人工呼吸器を引き抜く行為を良いと言う人は、少なくとも部分的には自殺幇助が許容されるということを言わないといけない。ふつうの場合の自殺幇助も本人の自己決定によるけれど、法的に認めていない。ですから、推進する人たちは、『自己決定だからよい』というだけでは足りず、それ以上のことを言わないといけません。

また、人工呼吸器を止めることと、薬を投与するなど積極的な措置で死なせることとの距離は、近いと言わざるを得ません。尊厳死と安楽死が違うと言う人は、何が違うのか立証しなければなりません。しかし立証できていません。生命を維持するために必要な条件を取り去るという意味では、どちらも同じです」

さらに立岩さんは、八木さんらと同様、「自己決定」のなされる背景を危惧する。

「人が何を心配しているかといえば、介護や医療への負担が大きくなることです。ならば、そんな心配をしなくてすむ仕掛けを作るべきで、これを後回しにしてルールを先に決めようとしている。まったく順番が逆です。本当に本人の意思を尊重したいと思うのなら、すくなくとも、まず右にも左にもどちらでも行けるようにして、その上で決めてもらうのが筋でしょう」

だが、現実の日本の政治や社会の流れは、介護や医療への社会的負担を減らそうという方向になだれをうっている感が、私にはする。立岩さんの主張に画餅の恐れはないのか。

「たしかに、条件はきつくなりつつあります。でも本来は実現し得ないことではありません。お金はかかるでしょう。でも、お金がかかるというのは結局は人とモノが要るということです。遷延性意識障害の人が横たわるベッドのスペース、栄養物といったものが足りないとは思えません。人手も、働きたいけど働けない人、働き口のない人がいっぱいいます。

これは法制化と一体化した問題です。現実は絶対につながっています。法制化に賛成の人は、ここの部分をどう考えているのか、はっきり言ってほしい。言わないのはずるいです。他人の都合や社会の状況で判断されてよい、患者を切り捨ててよいというなら、それに私は反論します。そうではないと言うなら、では一緒に考えましょうとなります。尊厳死と医療福祉制度とは別問題で後者は後で考えればいい、というのは間違っています」

やるべきことをやっていない終末期医療

最後に終末期医療の現場に立つ、緩和ケアの専門家の話を紹介する。ケアタウン小平クリニックの山崎章郎院長は、「今回の事件と法制化論議は、ピント外れだと思う。つけた人工呼吸器をいつ外すかという論議だけでは、何も解決しない」と指摘する。延命治療の法制化の議論がなされるとするなら、患者に対する十分なインフォームド・コンセントと確かな技術の緩和ケアが日本中にあまねく行き渡った上でのことであり、その前提が欠けている現状では法制化を議論すべきでないという。

「富山の医師がなぜ人工呼吸器を外そうとしたのか、未だにわかりません。苦しそうだったというのなら、苦痛を取ってあげればいい。しっかり深い鎮静をかけてあげればいいのです。人工呼吸器をつけていても、亡くなるまで苦痛を感じない状態にできます。命が終わりそうになって外すというなら、呼吸器をつけていても命は終わるのです。なぜ、あえてみんなが悩むような方法をとるのか、外す意味がわかりません。インフォームド・コンセントと緩和ケアが行き渡っていれば、ああいう事件は起きません」

人工呼吸器をつけるメリットとデメリット、その後の経過についてインフォームド・コンセントがきちんとなされれば、がん末期などの患者が自分の意思でつけないこともありうる。そうすればいつ外すかという問題は起きない。また、つけたとしても、緩和ケアで苦痛を感じなくすることは十分にできるというのだ。しかし、医療現場ではその二つがどちらもきちんと実施されていないのが現状だ。

「この二つが行き渡らない状態で法制化をするのは、非常に危険です。十分な緩和ケアをしないで、条件が整った、苦しそうだ、医療は最善を尽くした、患者の絶えざる要請があったとか言って、治療の停止をされてしまう恐れがあります。だけど、本当にそうだったかは、きちんと検証されなければわからない。法制化議論をするとしたら、ホスピスや緩和ケア病棟だけでなく、一般の医療現場にも緩和ケアが行き渡ってからにすべきです」

次に、山崎さんは現実の延命医療で何が問題となるのか、具体的に分析する。

「延命治療の具体的内容は、点滴（高カロリーと通常の輸液）と酸素吸入と人工呼吸器です。強心剤などを使用しても、心機能や腎機能が低下して回復不可能な状態になれば、輸液継続は心臓の負担を増し、苦痛を増すので、輸液を減らします。むしろ継続する方が延命を妨げるかもしれないのですから、論理的根拠があり、倫理的に問題になりません。酸素吸入は苦痛がないので継続します。そこで、止めて困るのは止めたことで命が亡くなるもの、つまり人工呼吸器の問題に集約されてくると思います」

こうした措置も、患者の疾患や状況で中身が異なる。だから「同じルールでは語れない」と山崎さんは言う。しかも、状況を見ながら対処すれば、根拠ある措置がとれる。それは医療行為の範疇で処理し得ることであり、あえて法制化するまでもないこととも言う。その一方で、「あうんの呼吸」で措置されているという現実には、厳しい目を向ける。

「こんないい加減なものはありません。お互いの意思があって成り立つ〝あうんの呼吸〟は、亡くなる人との間ではあり得ない。だとしたら、誰と誰の〝あうん〟なのか。非常に危険です。こんな実態があるなら、むしろ最初から法制化はダメと言わず、法制化論議の中でこうした問題点も洗いざらい出したらいい。それなら法制化論議も歓迎します」

注目すべきは、事件になるケースに共通して患者の苦痛が存在することである。その苦痛を十分に取ることなしに「治療の中止」のルールづくりが先行するのは、やはり奇妙なことだ。しかも、今やその苦痛の除去にはかなり有効な方法があるのに、それがなおざりにされているとすれば、なおさらである。山崎さんはその現状に憤る。

「ＷＨＯのがん疼痛緩和指針が出されたのが、一九八六年。もう二〇年になる。でも、三年前の厚生労働省の調査では、一般病院の医師でこの指針を知っている人は四割台です。使える人はもっと減るでしょう。医師の意識はこんなに低いのです。この指針を実行しても一割位の人の痛みが取れない。でも、神経ブロックもあるし、放射線治療もある。それでも難しい場合には鎮静剤で意識レベルを下げるセデーションがあります。手はあるのです。

法制化に賛成する人は、真っ当でない医療を見て論じているのではないでしょうか。医師は自分の目の前の患者が直面している問題に、もっと真摯になるべきです。そして工夫をしたり、より良い知識を求めたりすべきです」

この後、山崎さんはややためらってから意を決したように、こんな言葉を口にした。

「いつまでも医者の意識が変わらないなら、痛みのある患者は裁判に訴えるしかないかもしれませんね。ええ、それがいかに問題のある治療か、証人に立つ覚悟がありますよ」

やるべきことに目を向けず、低い意識のまま、自分たちの免責ルールづくりに躍起となる医療界の姿勢に、山崎さんは怒りを隠さず、かなり激しい言葉を口にした。日本の終末期医療の最前線を切り開いてきたこの人の、正直な苛立ちかもしれない。

第二部　揺れる医療システム

第一章　もう一つの「混合診療」論議

「混合診療」解禁を求める患者

「混合診療」（混合診療とは、健康保険の対象範囲の診療・薬・材料は健康保険でまかない、範囲外費用は患者が個人負担すること。現行制度では禁止されており、範囲外費用を徴収した場合は、診療に要した全費用が「自由診療」として患者負担となる）をめぐって、このところ厚生労働省の動きが活発だ。と言うと、規制緩和がらみの「混合診療」解禁論はすでに決着しているはずだ、何をいまさら、と言われるかもしれない。確かに、厚生労働省は「混合診療」禁止路線の堅持を繰り返し確認し、数年来の議論も沈静化しかかっている。しかし、経済界からの要求は厳しくはねのけたものの、患者サイドからの切実な解禁要求は今も根強くある。患者がなぜ「混合診療」を求め続け、国や医療関係者がどう対処しようとしているのか。今なおくすぶるもう一つの「混合診療」論議に、スポットを当ててみた。

二〇〇四年二月の初め、がんのある併用療法が保険承認された。一昨年（〇二年）、九州大学で実施していて保険請求が認められずに大問題となったM―VAC療法である。メトトレキサート、硫酸ビンブラスチン、アドリアマイシン、シスプラチンの四剤を併用するもので、膀胱がん（尿路上皮がん）に対する国際標準の療法として海外ではすでに広く用いられていた。ところが、日本ではメトトレキサート、硫酸ビンブラスチンの二剤が膀胱がんへの適応が認められておらず、したがってこの療法を実施すれば「混合診療」となり、治療のすべてが保険から外され、自由診療扱いとなっていた。この事態にがん患者団体が抗議、坂口力大臣をはじめ厚生労働省が前向きな対応を約束していた。

これに先立つ昨年（〇三年）の一二月二六日には、保険局医療課長名の通知が、国や都道府県の関連部局に出された。長たらしい法律用語を並べた、わけのわからない文面だが、目玉は要するに、「特定療養費」にかかわる医薬品の枠を広げることにある。保険申請が受理された薬、あるいは申請がなくても薬事・食品審議会が事前評価を開始した薬を、いずれも承認前に特定療養費の対象にし、例外的に「混合診療」を認めようというのだ。たとえば、その説明の一部はこうだ。

「薬価基準に収載されている医薬品の薬事法…（中略）…の規定による承認に係る用法、用量、効能又は効果と異なる用法、用量、効能または効果に係る投与に対する患者のニーズに対応する観点から、当該投与に関する薬剤料に相当する療養部分についてその費用を患者から徴収することができることとしたものである」

健康保険で承認した薬は、適応症や用法・用量が細かく定められている。保険診療に際してはその「適応」範囲内の使用が求められる。これから外れた用い方をするとレセプト審査ではねられ、適応外の薬剤だけでなく、一連の治療全体が保険外、すなわち自由診療扱いにされてしまう。そうなれば、患者が負担するか、医療機関が背負い込まなければならない。通知は、いわばこの保険診療の大原則に対する例外への注意喚起である。

「その費用を患者から徴収することができる」というのは、「適応外」の薬を使ったらその部分だけを自由診療扱いにすればよいということで、つまりは現行の「特定療養費」制度と同じ扱いになるわけだ。「患者のニーズ」とあえて断っていることから想像すれば、厚生労働省も患者の切実な要請を無視するわけにいかなかったと見える。

ここ数年、「混合診療」の解禁は経済界から強く求められていた。規制緩和の流れに乗って、病院の株式会社経営とともに「混合診療」解禁が目玉となっており、経済特区のアイディアの中にも神戸や長野で「混合診療」が盛り込まれていた。しかし、昨年（〇三年）三月と六月の閣議決定で解禁をはっきりと否定、現行の医療皆保険制度の厳守を確認している。さらに一二月二四日には、「総合規制改革会議『第三次答申』に対する厚生労働省の考え」を出して、この中でも閣議決定の線を守ることを再度言明している。こうした数度にわたる政府の態度表明で、経済界との攻防はひとまず幕を引いたといえる。

しかし、これとは別に、特にがん患者らの「混合診療」解禁に対する強い要請がある。直接命にかかわる、切実で緊急性のある問題といえる。これにも、国は「混合診療」禁止の姿勢を変えていない。だが、現実面で柔軟にという構えのようだ。一二月の「厚生労働省の考え」には但し書きをつけ、「抗がん剤の適用外使用については、国民のニーズに速やかに対応する観点から、特定療養費制度を活用して、承認前から保険診療と併用できるよう措置することとした。今後とも…（中略）…特定療養費制度を十分に活用してまいりたい」と付言している。この方針は六月の閣議決定、いわゆる「骨太の方針」にあったもので、患者の要請には「特定療養費制度」の拡充で応えようということらしい。

「特定療養費制度」の拡充とは

「特定療養費制度」とは一九八四年に創設され、「患者ニーズの多様化と医療技術の進歩に対応するため、適切なルールの下に保険診療と保険外診療の併用が可能となるよう」（厚労省説明文）にするねらいがある。差額ベッド代や予約診療など患者の選択にかかわる「選定療養」（一二種類）と、心臓移植手術や生体部分肺移植手術、悪性腫瘍に対する粒子線治療などを認定された医療機関で行なう「高度先進医療」（六七技術、一二八医療機関）があり、これらは例外的に、保険外診療部分のみを患者が全額負担すればいい。入院基本料や検査料、薬剤料などの保険部分には、保険が利く。この制度を準用しようというのである。

その拡充策は早速、具体的な形をとった。今年一月五日、先の通知を受けて、その別添資料が出されたのである。例のM—VAC療法の薬をはじめ、パーキンソン病用の塩酸セレギリン、川崎病用のアスピリン、硬膜外注射用の塩酸モルヒネなど、これまで適応外だった一五種類の薬が、通知の具体的対象にされたのである。そのうちM—VAC療法だけは、翌月に早くも保険で承認されたというわけだ。

さらに翌六日には、厚生労働省はがん治療の専門家らをメンバーとする「抗がん剤併用療法に関する検討委員会」を設置、第一回会合を開いた。そこで、世界で標準的な併用療法に使われながら日本では適応外になっている抗がん剤を選定し、それらについては国内での臨床試験を省略して委員会で有効性と安全性を評価のうえ、承認審査を従来の二年程度から四カ月ほどに短縮し、承認前でも「混合診療」を認めるようにするという方針を決めている。こうして今後は年間一〇～一五種類の薬剤について適応拡大を進め、それらの薬はいずれ保険薬としても承認してゆくのだという。

これは患者にとって朗報だ。しかし、外国で実績のある適応外薬はまだまだ多い。進行がんと闘う母親の看病をしている笠松久美子さんは、こう訴える。

「がんは今や国民病です。でも、日本は抗がん剤治療が一〇年遅れているといいます。何でもというのではありません。世界で効果を上げている薬は、早く保険で承認してほしい。すぐが難しいなら、あくまで保健承認の前段階として日本未承認薬の薬代だけを自己負担する混合診療を認めてほしいのです。そうすれば、効果の高い治療を受けられる人がすごく増えます」

日本で未承認や適応外の抗がん剤でも入手や使用は可能だが、高価な薬が多いのが現実だ。「金の切れ目が、命の切れ目」という言葉そのままに、生き死にが患者・家族の経済的能力にかかってくる。その負担を少しでも減らしてほしい、そうすれば命が助かる人も増えるというのだ。

笠松さんの母親は、三年半ほど前、大腸原発のがんが肝臓に転移した状態で発見された。近くの公立病院ですぐに摘除手術をしたが、一年後と、その半年後に再発し、さらにその直後に卵巣がんも見つかり、計四度の手術をした。ところが、胃がんの専門医である主治医がなかなか母親を手放さず、卵巣のがんは新たな原発がんだと病院側は説明した。これに不信感をいだいた笠松さんは、セカンド・オピニオンを求め、がん専門の有名病院に転院させた。病理検査したら案の定、卵巣がんも大腸からの転移だった。

しかし、ここで抗がん剤治療を始めたら白血球も低下してきた。ところが「白血球を上げる薬はない」と言われた後、腸閉塞を起こしてしまい、ついには「治療法はもうない。ホスピスを紹介しましょう」と告げられた。そう言われても、家族としてはかんたんにあきらめがつかない。笠松さんは必死にインターネットで情報を集め、日本で未承認のオキサリプラチンと乳がん治療薬のゼローダ（商品名）が、大腸がんにも効果があることを知った。今度は医者探しに奔走する。

そうしてやっとたどりついたのが、今の主治医である。患者各人の症状をきちんと見分け、それに最適の治療を施すことを心がけている医師で、その方針に十分納得して取り組める患者だけを選んで治療している。毎週一回、患者と家族五組に限り面談して選んでいるのだが、全国から志願者が殺到しているという。しかし、この医師が抱えられる患者数は三〇人ほどしかいない。「抗がん剤治療をしていても、ふつうの生活ができてこその延命」というのが治療のモットーで、笠松さんの母親には承認薬のイリノテカンを使用後、次には未承認のオキサリプラチンを用いることが医師から提案された。ＥＵでは八年前、アメリカでも昨年、大腸がんの標準治療薬として承認された薬で、アジアで承認していないのは日本とモンゴル、北朝鮮だけだ。

母親がこの医師にかかってから一年半がたつ。生きる意欲も取り戻した。だが、オキサリプラチンを使えば、併用する薬剤も保険適用から外され、全額負担となる。結局、差額ベッド代なども含めて、一月に一〇〇万円ほどになり、それが数カ月続いた。父が自営業をしているので、なんとか支払うことができた。でも、その金額を目にした時、母親はショックを受け、「こんなに高額でご免なさい」と詫びたという。笠松さんはこう言う。

「命は何ものにも代えがたいもの。患者が申し訳ないと言いながら受けている治療って何だろう、と思います」

母親の看病を通じてがん治療のこうした矛盾を知った笠松さんは、個人のホームページを開き、現状を訴えた。その掲示板に、未成年の息子を二人抱えているという四七歳の大腸がんの男性患者が、こう書き込んだという。

「私は保険で使える薬は全部使った。オキサリプラチンはそんなにお金がかかるのですか。本当にそんなにかかるのなら、私は命をあきらめます」

保険で使えるようにするのがベストだが、「混合診療」を認めるだけでも、月一〇〇万円という途方もない自己負担額はかなり軽減されるはずだ。だが、どの薬を優先的に「特定療養費」扱いし、さらには承認薬にしてゆくのかは、専門的な検討が必要だ。国の委員会は今、その緒についたばかりであり、安全で良い薬を迅速に取り入れていくシステムがうまく機能するようになるまでは、このような「悲劇」は後を絶たないことだろう。

今、がん患者の集まり「癌と共に生きる会」は、このオキサリプラチンを名指しで、保険承認薬にするよう国に働きかけている。ご本人も大腸がん患者の佐藤均同会会長は、オキサリプラチンへの要望が強い背景をこう解説する。

「大腸がんで亡くなる人は日本より欧米でずっと多く、その分、あちらでは抗がん剤の研究が進んでいます。日本だと、保険が適用される大腸がんの抗がん剤治療は、これまで二種類しかなかった。薬の幅が、命の幅なのです」

二種類とは、術後すぐに投与する「5FU」と「アイソボリン」のセット、それに耐性ができたら投与する「イリノテカン」を指す。昨年、これに「TS—1」が加わり、実質三種類になった。TS—1はこれまで胃がんで保険が認められていたものを、大腸がんにも拡大したものだ。保険診療では、これらの薬を使い切ったら後はもう手がないとされている。だから、「薬の幅」が広がれば、延命の可能性も拡大するというのだ。

「イリノテカンは早い人で一月か二月で耐性ができてしまいます。今、私はこの段階の治療に入っていて、効くかどうかを確かめている瀬戸際にあります。欧米ではオキサリプラチンの併用療法がある。それが効くことがわかっていても、日本では目の前にお金の問題がぶらさがっている。緊急避難的に混合診療を認めてほしいのです」

佐藤さんは島根県から三週に一度、東京へ抗がん剤治療に出てきている。実は先の笠松さんと同じ主治医の患者で、二〇〇三年の春から通っているという。抗がん剤の投与を夜間の睡眠中に行なう「クロノテラピー」を実施しており、昼間にはふつうの生活ができる。だが、その分、医師らは昼夜逆転の生活を強いられる。まさに患者本位の献身的治療なのだ。同会はこの医師の患者・家族らが立ち上げたもので、佐藤さんは活動の趣旨をこう説明する。

「国民の多くが今なされている治療を当たり前と思っている。だけど、たとえば抗がん剤治療は保険点数がゼロで、医師の技術料は出ません。本当の意味での抗がん剤治療は、日本ではまだ始まっていません。つまり、薬がない、薬を熟知した専門医がいない、保険で認められていない、国民が知らないので改革の雰囲気が生まれない。こうした現状を多くの人に知ってほしくて活動しています」

厚生労働省が日本癌治療学会と日本臨床腫瘍研究会に委託し、二〇〇二年六月に発表した「抗がん剤適正使用ガイドライン」を同会が独自に調べたところ、このうち八〇ケースで、推奨された抗がん剤が国内で未承認あるいは適応外だったという。また、京都大学探索医療センターが米国の医学書『カレント・メディカル』（〇三年版）をもとに調査した結果では、一〇一種類の抗がん剤のうち三二種類が日本で未承認、がんに伴う痛みや精神面の治療に使う薬も六八種類中二七種類が未承認だった。これらのなかには、オキザリプラチンをはじめ、多発性骨髄腫のサリドマイド、白血病のゲムツズマブなど、米国で標準治療薬として使われている薬が少なくないという（『読売新聞』電子版、〇四年一月七日）。こうした現状をふまえて、佐藤さんは訴える。

「この未承認薬の中には、厚生労働省ががんの標準治療薬として名前を挙げたものもあります。それでも保険が適用されないのです。厚生労働大臣に未承認薬の早期承認、併用療法の適応拡大を訴え続けていますが、年間一〇～一五種類を増やすというペースでは間に合いません。この間にも新薬はどんどん出てきます。今まさに命をなくすことに直面しているのに、半年待てと言われても待てません。半年、一年というのは、健常者だから言えることです。混合診療を認めることでしか、日本の現状をクリアできません」

国が進めている「特定療養費制度」充実の具体策は、「適応拡大」のほかにもう一つある。「医師主導の治験」の導入である。二〇〇二年七月に薬事法改正案が成立し、医師主導による治験制度が〇三年四月からスタートしている。厚生労働省の資料によれば、「従来、薬事法の未承認薬については、メーカーの依頼による治験のみを特定療養費制度の対象としていたが、先般の薬事法の改正により『医師主導の治験』が設けられたことをふまえ、これを特定療養費制度の対象とし、適切なルールの下の保険診療と保険外診療の併用ができるようにする」ということだ。

治験とは、新薬開発に向けて科学的データをそろえるために行なう臨床試験のこと。一つの新薬を開発するには数十億円もの費用がかかるといわれ、米国では莫大な国家予算を投入して開発体制を整えてきた。それとは対照的に、日本では国としての取り組みがほとんどなく、メーカー任せにされてきた。メーカーは採算性を重視するために開発がなかなか進まず、今や「治験の空洞化」が叫ばれている。

たとえば、治験（初回）の届出数がここ一〇年ほどで四分の一にまで減っている。しかも、国内企業が開発した薬も治験は四割ほどを海外でやっている。米国では日本の一八倍のスピードで治験が行なわれているという数字もある（いずれも、厚労省の第一回「大規模治験ネットワーク」懇談会議事録より）。日本では新薬の開発が遅れ、その一方で海外ではどんどん新薬が開発されているにもかかわらず、その承認がまた遅れているのだ。この二重の遅れにより、海外との格差は開くばかりだった。

こうした現状を打破し、世界水準の新薬を速やかに提供できるようにするのが、「医師主導の治験」だ。治験のレベルは、一九九六年に日本、米国、ＥＵが共同で決め、日本では九八年から施行されている統一基準「ＩＣＨ－ＧＣＰ」に合うものが求められ、患者の権利や治験の科学性、安全性などが保証される。治験は特定療養費扱いとなるので、国内未承認の海外医薬品を使っても、患者はその薬分だけを自己負担すればよい。さらには、将来は保険の適用も検討されているという。とりあえず、来年度には五億円の予算が国から日本医師会に配分され、研究がスタートする。

「特定療養費制度」拡充の問題点は何か

冒頭に「厚生労働省の動きが活発だ」と書いたのは、以上の流れを指してのことである。これらは大筋では歓迎すべきものかもしれない。だが、本当に良いことばかりなのだろうか。都立駒込病院の秋山秀樹内科医長は、その行方に警戒感を抱く。どうも裏読みをしてしまうのだという。

「厚生労働省は医療費を抑制したい。そこで保険適用の枠外で、受益者負担とするわけです。特定療養費の対象とした薬はいずれ保険で認める建前ですが、いつ認められるかはわからない。すると、その薬を使うか否かは医師の判断に任せられることになります」

医療費を抑制したい国にとって、保険外で使われる薬がどれほど増えようが問題はない。だが、特定療養費扱いした薬を保険承認すれば、医療費はかさむ。だから、承認を据え置いたままにすれば、国の懐を痛めずに、患者の要請にも応えることができるというわけだ。こうした状況が進めば、次はどんな事態になるのか。秋山さんはこんな危機感を抱く。

「委員会で承認する薬は、ある程度限られたものになるでしょう。一方、あの薬が良いのなら、この薬だってというかたちで薬も受益者負担にする、適用外の薬がすべて受益者負担の方向に流れる恐れがあります。承認審査も、海外の基本データがあればOKというようにレベルを下げ、速やかな対応と審査が行なわれればよいのですが、なかなかそうはならない。こうして、なし崩し的に医療保険制度が崩れてゆくことにならないでしょうか」

世界に名高い日本の皆保険制度が、実質的に崩壊するというのだ。そのとき、いちばんのしわ寄せを食うのは誰か。結局は、経済的弱者にほかならない。秋山さんはその心配を、車の保険と重ね合わせて説明する。

「保険は、本当に必要な人にお金を回すべきものです。たとえば、車に多少の傷がついたら、自分で直すことができる。病気も、風邪や腹痛なら、市販薬で済ますことができる。保険はもっと大きな損害や、重い病気のときに活きるのです。ところが、そうしたお金の回し方をせずに保険の外で受益者負担を増やせば、結局、追い詰められた人が苦しむことになるのです」

かぜ程度なら保険がきいてもきかなくても、それほどの問題はない。進行がんなどの重篤な病気で、高い治療費がかかるような場合にこそ、保険が活かされるべきなのだ。国民みんなが支え合う皆保険制度の趣旨はそこにこそある。ところが、適応外の薬を広く自己負担できるようにすることは、最も手を差し伸べるべき人に逆に無理を強いることになる。あげくに、金持ちは命をながらえ、貧乏人は断念させられることになりかねないのだ。

実は、こうした「弱肉強食」の状況はすでに現実のものになっている。たとえば、薬の個人輸入である。インターネットで探せば、個人輸入を代行してくれる業者もすぐ見つかる。その前に、外国ではどんな薬が標準薬として使われているのかといった情報も、一般人がいくらでも入手できる。事実、患者側から国内未承認薬の名前を出したり、時には現物を入手したうえで、それを用いた治療を医師に迫るケースも増えてきているという。

三年前にインターネット・サイトで薬の輸入代行事業「アイアールエックス・メディシン」を立ち上げたオズ・インターナショナル（東京）は、今ではこの分野で業界最大手クラスだ。二〇〇三年度の売上は一〇一三件（対前年比六三％増）、一億八〇〇〇万円余り（同三一％増）と、業績を伸ばしている。個人や医師、病院、研究機関などからの注文があり、扱う薬はその時期の状況によって大きく異なる。今は半分以上がオキサリプラチンだという。以前は骨髄性白血病用のグリベック（商品名）が多かったが、〇三年八月に保険適用されてからは、一件もなくなった。同社の広報責任者・青池佳子さんは、こう語る。

「まだ三年間ですが、口コミで依頼が増えています。扱う薬には波があり、保険扱いになると同時に需要が途切れるのが特徴ですね。グリベックと同時に保険適用された悪性リンパ腫用のリツキサン（商品名）も、その後注文が無くなりました」

まさに保険の承認と連動していることがわかる。国内未承認で、かつ海外で評判の良い薬に注文が殺到しているのだ。今や自由診療による全額負担を覚悟すれば、どんな治療でも現実には受けられるのである。しかし、中には用い方を一歩誤れば、大事故につながる薬もある。その代表格がサリドマイドだ。

妊娠中の女性が服用すれば催奇形性の副作用があることはよく知られているが、最近はエイズ、ハンセン病、多発性骨髄腫に効き目があることがわかり、米国ＦＤＡ（食品医薬品局）で条件つきながら認可されている。日本では薬禍事件以来、保険承認から外され、再申請の予定がない。そのためアンダーグラウンドで大量に輸入され、新たな社会問題化している。オズ社では専属の薬剤師の判断でサリドマイドの扱いは一切していないそうだが、その気になれば誰でも輸入できるのが現状だ。厚生労働省も問題を重視し、サリドマイドを輸入した医師八六人、サリドマイドを使用したことが明らかな医師六九人の計一五五人を対象にアンケート調査し、二〇〇三年九月に結果を発表している。

それによると、使用理由は八三％が多発性骨髄腫、九％がその他の悪性腫瘍だった。入手法は、輸入代行業者経由が五七％で、自ら手続きしたのが一〇％、その他が三〇％。使用に際して九四％が病院の上長や審査委員会などの許可を取っており、患者への「説明と同意」も、二％の未回答以外、すべてでなされていた。しかし、「閉経・妊娠の有無の確認」は、「確認している」が閉経七一％、妊娠五九％しかなかった。居宅での誤飲防止策をとっているのは六八％にとどまり、「特に考えていない」が二一％もあった。飲み残し薬は、全員から回収四四％、一部の患者から回収一五％、回収していない一二％、未回答二九％だった。

この調査からも、妊婦への投与、子供の誤飲などの危険が、かなり野放しにされている現状がうかがえる。危険な国内未承認薬でも今や世界中から個人輸入でき、公的な管理の網からこぼれているのだ。この事実を、国民皆保険制度とからめて解釈すれば、次の二点が指摘できるだろう。一つは、お金さえあればどんな医療でも国内で受けられること。つまり、皆保険制度の柱とする「公平性」が現実には崩れているのだ。二つめは、同制度のもう一つの柱「安心」も危うい立場にあるということだ。

こうした現象の背後には、インターネットの普及による、医療情報の瞬時・世界規模での一般化がある。これが堰を切った勢いで押し寄せたために、国も安閑としておられなくなり、「特定療養費」制度の拡充を急いだと言えるだろう。しかし、それが患者の要求にまだ十分に応え得ていないのも現実だ。自由診療扱いで全額自己負担しようが命には代えられない、という人も少なくない。それなら自由診療もすべてカバーしますよという民間保険が生まれ、話題を呼んだ。セコム損保のがんの自由診療保険「メディコム」だ。

二〇〇一年一〇月に新商品としてサービスを開始、一部マスコミでは「皆保険制度への挑戦」などと書き立てられた。同社総合企画部の大久保和幸課長は、開発の経緯をこう話す。

「生保と損保の相互乗り入れに伴い、特徴ある商品をと考え、損害分のみを払う損保の『自損てん補型』を生保に応用したのがこれです。がん治療にかかった分は全額を払いましょう、というのが原則です。現状の公的制度を前提に、いい治療が受けられるようにする保険なのです」

あくまで現状の公的保険制度が前提だ、と強調した。だから、自由診療にするか、公的保険診療にするかを、がんにかかった時点で選ぶことができるようになっているという。いずれも支払い保険金は無制限だ。同社は今、全国一〇八の外科学会認定病院などと協定を結んでおり、そこでのがん治療が保険の対象となる。自由診療の範囲は、米国国立がん研究所のガイドラインなどに則したがん治療。保険料は一般のがん保険と比べると高めだが、五歳きざみで逓増するので早めに入ると安くなるという。さて、その実績はどうか。

「当初は数十万人の加入を見込んでいましたが、現在、三万人弱です。アピールする機会が少ないのでしょうか、正直、少ないですね。追随する社もありません。ただ、身近な人のがん治療を実際に見た人、お医者さんの加入が多いですよ」（大久保課長）

まだ日が浅いので支払いの実績は五〇～六〇人ほどで、高額給付の例はほとんどない。自由診療を選択した人は半分以下という。将来の万一に備えるのが保険なのだから、もう少し先を見てからでないと、評価は難しそうである。それでも、こうした商品が開発され、それなりの需要があることは、現行の公的医療保険制度に生じたスキマに対する不安が少なからずあることを物語っていよう。

では、こうした問題を抱える現状を、日本医師会はどう見ているのだろうか。国民皆保険、フリーアクセス、現物給付方式を三本柱とする現行制度の厳守を、主張し続けてきたのが同会だ。これがあるからこそ日本は健康面でめざましい成果をあげたのであり、「混合診療」はそもそも今の制度には無い概念だという。櫻井秀也常任理事の説明を聞こう。

「この議論には、現物給付方式の理解が大事です。日本の保険医療は現物給付が原則です。特定療養費制度は、その例外として現金払い方式を入れたものです。かつて、入院中の食事や六カ月以上の長期入院を、療養費払いにして現物給付から外した。これは保険崩しなので、私たちは怒りました。特定療養費制度の中の高度先進医療などは将来、保険に入れるのが前提です。ですから、混合診療というのは、そもそも今の制度にはないのです。ないものをやろうというから、おかしいと言っているまでです」

ただし、櫻井さん自身、現状ではがん患者らの使いたい薬が十分に保険でカバーされておらず、保険承認が遅れていることは認める。だから厚生労働省が、「適応外」使用の薬の特定療養費化や医師主導の治験などで、改善を図ろうとしているのだと言った。これには、先ほど紹介したように、保険崩しとして危惧する声もあるし、今の取り組みペースでは間に合わないという深刻な患者たちの声もある。それはどう受けとめるのだろう。

「今保険にあるものを無くすなら保険外しですが、無いものを入れようとするのだから制度を崩すことにはなりません。間に合わないという方たちには、『本当に申し訳ない』と言うしかありません。イレッサの例（イレッサは肺がん用の抗がん剤として二〇〇二年七月に国の承認を受けて販売されたが、二カ月後から副作用の間質性肺炎の被害が報告されだし、〇六年四月現在、被害者は一六三一人、うち死亡者は六四三人に上っている）もあります。ＥＢＭ（科学的根拠）のないものを〝めこぼし〟しろというわけには、いかないのです」

情報公開が大事

ともあれ、さまざまな矛盾を抱えながらも、厚生労働省がカジをとる方向に現実も進まざるを得ない、少なくとも表の世界では。であれば、重要な位置を占めるのは、厚生労働省の審議会や委員会の中身だ。公的制度のなし崩しを心配する秋山医師は、「現場の医者が勝手にやるより、委員会がある方がはるかにいいです。だけど、かつてはレセプトの審査で柔軟性があったのに、今は大変厳しくなってきている。同じことがこうした委員会にも言えるのではないでしょうか。将来は、委員会が認めなかった薬は使っていけないとされる恐れもあります。どんな薬をどう認めるのか、その議論をオープンにすべきです」と主張する。

委員会の議論が密室で進行し、委員の恣意のままに特定療養費の薬が選定されたり、医師主導の治験の対象薬が決められたりしたのでは、形は整っても患者が本当に必要とする薬がいつまでも患者のもとに届かないことになりかねない。その公正さや信頼を担保するのは、まちがいなく情報の公開だろう。この要求は患者側の主張とも重なる。

日本がん患者団体協議会（ＪＣＰＣ）の山崎文昭理事長も「行政の情報公開をしっかりすることが大事」と強調する。同協議会は、リスボン宣言（一九八一年の世界医師会総会で採択）の精神を生かした「患者の権利法」を制定する運動を始めている。医療、行政、患者の三者が対等な立場でより良い医療の実現を目指すという立場から、山崎さんは混合診療についてはこう提案する。

「生命にかかわる疾患ですべての治療を尽くした患者には、よその国で承認し、第2相の臨床試験（臨床試験は、安全性評価の第1相、有効性評価の第2相、標準治療との比較で有用性を評価する第3相がある）を終了した薬を特定療養費で〝仮免許〟として認める。これが今の枠組みでの現実的な方法ではないでしょうか。いずれにせよ、医学のスピードに制度が追いついていないのです。今のしくみでは無理なので根本を変えざるをえない。その際、行政が細かく規定するには無理が伴います。行政が小回りを利かせるか、医師の裁量に任せるかです。ただし、情報公開を徹底することが前提条件になります」

「混合診療」論議は、規制緩和の流れの中で経済界と繰り広げた第一ラウンドがほぼ収束した。次なるラウンドの、患者側要求との攻防は、「特定療養費」という便利なカードを徹底利用する方向で、一応の決着が図られようとしているようだ。しかし、この先は予断を許さない。カジ取りを一つ間違えれば、アンダーグラウンドの動きとあいまって、現行制度の崩壊にもつながりかねない。といって、制度のかたくなな保守ばかり考えていたのでは、助かる命も助からない。さて、新たな試みはいつ、どんな成果を生んでくれるのだろう。とりあえずは、それを注視するしかない。

［追記］

記事掲載翌年の二〇〇五年六月、「癌と共に生きる会」の佐藤均会長が亡くなられた。享年五六歳。島根県の民放テレビ局のカメラマンだった佐藤さんは、療養先の東京都内の病院でお会いした時、地元に戻ればカメラをかついで仕事をしているのだと話されていた。東京では、抗がん剤の投与を夜間の睡眠中にする「クロノテラピー」を受けているので、昼間は会の活動で動き回っているとも言った。こうして佐藤さんは闘病の傍ら、テレビに出たり、政治家や厚生労働省、がん専門医らに制度の改善を訴えるなど、身を削ってがん患者のために奔走されていた。だが、記事中の談話にあるように自らの生命も「瀬戸際」の状況にあった。その活躍はがん患者らの心の支えであり、佐藤さんの死を悼む声は多い。

佐藤さんらは、海外で標準的な抗がん剤なのに国内未承認であるものについて「混合診療」を認めるよう訴えてきた。結局、「混合診療」の全面解禁は否定されたが、事態の前進はある。厚生労働省は二〇〇四年五月、国内で承認済みの抗がん剤が海外で別の効能・用量で有効性が認められた場合には国内の臨床試験（治験）なしでも迅速に承認し、承認前でも薬代のみ全額患者負担とし、診察料には保険が適用できるようにした。その第一弾として、前立腺がんや骨肉腫で承認済みの「イホスファミド」を骨肉腫以外の悪性骨・軟部腫瘍にも認めるなど、七種類の化学療法を対象にした。

さらに二〇〇五年一月、厚生労働省は「未承認薬使用問題検討会議」を立ち上げ、「特定療養費制度」を拡充して例外的混合診療の適用を拡大させるための具体的検討に入った。そして、多発性骨髄腫の「サリドマイド」、結腸・直腸がんの「オキサリプラチン」、悪性胸膜中皮腫の「ペメトレクスド」の抗がん剤三種類に、「治験制度」による混合診療を認めることにした。こうした動きに合わせ、三月には新薬治験の事務手続きの簡素化を図って治験期間を短縮させる方針も出されている。まだまだ患者側要求とは大きな差があるが、現実はかなり動き出している。

第二章　臨床研修必修化の戸惑いと不安

始まった総合診療研修

今春（二〇〇四年四月）から必修化された新人医師の臨床研修制度が、実施後半年を経過した。初歩的なミスや医師としての基本認識の不足による医療事故の続発、超細分化されてタコツボ化した医療への反省などからスタートしたこの新制度だが、早くもさまざまなひずみが生じているという。はたして研修現場では今、何が起こっているのだろうか。

新人医師の卒後臨床研修はこれまでも二年間行なわれていたが、努力義務規定にとどまっていた。三五年ぶりの法改正でそれを必修化し、研修内容も、大学病院か厚生労働省が指定する病院で内科、外科、救急・麻酔科（以上、基本科目）、小児科、産婦人科、精神科、地域医療（以上、必須科目）の七つを必ず受けなければならなくなった。スーパーローテート（総合診療）と呼ばれる方式で、プライマリケア（第一次医療、初期診療）と全人医療に対処できる幅広い知識と技術の修得がねらいだ。本人の志望する科に入って専門中心に学ぶストレート方式が主流だった従来とは、大きな様変わりといえる。さらに、厚労省では各科の疾患ごとに症例などの細かい研修項目を列挙し、その七割をカバーするよう研修病院に求めている。プログラムを組む各病院の担当者には、まずはこれが頭痛の種だったようだ。

「厚労省の作成したこのスーパーローテート方式は、それなりに良くできた制度だと思います。これまでが、あまりにも自分の科以外のことを知らな過ぎたので、医師としての常識をもたせようとするのは当然のことです。でも、七割をカバーするには、研修を一科に集中させるとできない。かといって多くの科を回すと研修内容がぶつ切りになり、中途半端なものになりかねません。ドクターと医学生の違いは、ドクターは自分で判断し、処理するよう要求されることです。でも、この七割カバーだと、症例を見せることはできるけど、考えさせ、処理させることはできない。ドクターとはほど遠いことになります」

こう心配するのは、済生会川口総合病院（埼玉県川口市、病床数四〇〇、医師数六六）の佐藤浩一副院長。研修生は医師国家試験に合格した、れっきとしたドクターであるはずだが、新制度の研修では一人前に育て上げられるか不安なのだという。同病院では今春、九人の研修医を受け入れ、厚労省の示す標準的なプログラムを組んだ。一年目は内科六カ月、外科四カ月、救急・麻酔科二カ月、二年目は小児科、産婦人科、精神科、地域医療を各二カ月、それに選択科目を四カ月という内容だ。実施半年の今はちょうど内科を終えた段階だが、内科といっても総合病院では呼吸器、循環器、腎臓、神経など七、八科に細分化されている。〝七割〟カバーのため、これらを一カ月ずつの計六科回したという。

「研修医からは、一科が短すぎるという声が出ています。来年度は、内科の中を二カ月、一カ月、一カ月で四科回すように減らします。七割を切ることも覚悟しています。従来の研修では、精神科、産婦人科、小児科、地域医療はやらず、内科に入ったら内科だけをやっていた。たしかに偏った面はあるけど、研修を終えると相当できるようになりました。二年目からは当直も一人でできた。でも、今は『単独で当直に使うのはこわいな』とみんな感じています。この制度の一番の問題は、二年間やってはたして使いものになるかということです。何でもできるかもしれないけれど、逆に、何もできないかもしれないのです」

新制度の売り物・スーパーローテート方式が、研修の質を引き下げる恐れがあるというのだ。即戦力の医師を求める市中病院にとっては、深刻な問題である。指定病院になれるのは一定要件を満たしたところに限られるが、そうした地域の中核的な病院はどこも忙しい。半人前の研修医を抱えれば、それだけ負担増になるだけだ。なのに、なぜ市中病院は研修医を進んで受け入れようとするのか。佐藤さんはその理由をこう説明する。

「将来への投資からです。民間病院は一部を除けば、自前で医師を育てないできた。中枢の人材はすべて大学から送られていました。人事権を大学が握っていたのです。厚労省は新制度によって医局のシステムを破壊し、解体することもねらっているのでしょう。今は地方の医大にも都会出身者が入学し、新制度でその人たちが都会に戻っている。だから、地方大学では軒並み定員割れになり、一割くらいしか残らない所もでた。そこで、医局が医師を引き揚げてしまい、科を閉鎖する病院もでました。今、民間病院は、大学から医師を送ってこなくなる場合に備えて、無理して研修医を取っているのです。でも、病院には指導医が少ない。指導医も育てながら研修をやるのだから、まさに見切り発車の制度といえます」

新制度の狙いは大学医局の弱体化？

新制度のねらいは大学医局の弱体化にある――。この見方は、佐藤さんに限らず、どの医療関係者の口からも聞かれた。たしかに、そう推測できる仕組みがこの制度にはある。昨年（〇三年）度以前は七割強の研修医が大学病院を研修先に選んでいた。それが今年度は六割弱にまで減り、来年度はさらに減る見込みだ。この流れを後押ししているのは、新制度で導入された「マッチング」である。医師臨床研修マッチング協議会に参加登録した研修希望者は、マッチングに先立ち情報を集めたり実際に見学したりして研修先病院を選び、採用試験を受ける。マッチングでは、研修希望者と研修病院の双方が意中の相手の希望順位を提出し、コンピュータが一定の法則にのっとって組み合わせを決める。今年度分は八二八三人の研修生と八五一の病院、来年度分には八五六七人、九五六病院が参加している。

この方式だと全国規模で好きな研修先を選べるので、研修医は出身大学のくびきから解放される。異なる大学出身者の「交ざり合い」も新制度の特徴だ。さらに、新制度のねらいとしてプライマリケアの修得が謳われたため、研修医の間では「さまざまな症例に接する市中病院のほうが、大学病院よりも研修効果があがる」との評判が立ち、大学病院の中には定員割れを起こすところが続出した。マッチ率最低の岐阜大学病院は定員七四人に対して八人で一一％、次の三重大学病院では五〇人対一〇人の二〇％だった。全大学病院平均でも七三％のマッチ率で、定員を満たしたのは九七大学病院中一九病院にとどまった。

来年度分のマッチングは九月末に中間公表がなされており、ここでも大学離れの加速が裏づけられている。この傾向がなおしばらく続けば、医局の解体も現実問題として浮かび上がってくることだろう。佐藤さんは東京医科歯科大学の臨床教授も兼任しており、その立場からこんな心配を口にした。

「これまで、卒後の教育は主に大学の医局が担ってきました。先輩医師らが無償の行為でやってきた。早朝に出勤して英語の論文を一緒に読んだり、マンツーマンで実技を指導したりした。リスクを冒してまで教え、失敗はカバーしてきた。それは、研修生が将来も同じ釜の飯を食う人材だという仲間意識があればこそです。でも、〝仲間〟にならない人間に、あえてリスクを背負ってまで教えますか。市中の大病院にも大学ほどの教育機能はありません。医局には弊害もありましたが、医局がこれまで担ってきた教育機能を抜きに議論はできません。医局解体に伴ってこの教育機能も解体されれば、医師のレベルは落ちると思います」

指導の人材が豊富でノウハウの蓄積がある。強い仲間意識があり、面倒見もいい。そんな医局が担ってきた教育機能が、新制度によって危機に瀕している。その結果、新人教育の質が低下し、ひいては医療全般の質的低下にもつながりかねないというのだ。佐藤さんはこう締めくくった。

「専門教育を二年遅らせてプライマリケアをやることは理解できます。ただ、教育が不十分になり、その結果おきる医療の質的低下にだれも責任をもたなくなっている。それが大きな問題です。

どこの大学も、病院も、今年一年をどう終えるかで手いっぱいです。研修生の多くも、まだ二年後の身のふり方を決めていません。研修先で専門医になるのか、レジデント（後期研修）としてさらに研修を積むのか。しかし成績が悪ければ残してもらえず、あぶれた医者が地方や大学病院に戻るのか。先行きがわからず、みんなが迷っている。手探り状態なのです。良い面も多くあるのですが、制度の評価はまだできません」

もう一つ、民間病院を訪ねた。日本赤十字社医療センター（東京、病床数九六三、医師数一八五）は、全国に九三ある日赤病院の中心病院である。一九七六年から研修医を全国公募しており、研修も幅広い症例を学ばせるセミローテーション方式をとってきた。新制度に近い実践を積み重ねてきたといえる。最近は人気が急に高まり、来年度分には一〇倍の応募があるという。今年度は一三人を試験で採用し、「たすきがけ」研修の相手先病院からの二人を加えて一五人が研修に参加している。研修を担当する鈴木憲史第二内科部長は、従来と新制度の研修内容を比べてこう語る。

「うちはセミローテーションをやってきたので、ほとんど戸惑いがありませんでした。ただし、従来は内科志望者には内科をメインに学ばせ、放射線や病理を経験させる余裕もあったのが、今年度は制約が増えて自由度が少なくなりました。評判はこれまでの方が良かったですね」

同センターがこれまでやってきたセミローテーションでは、研修医が自身の研修内容を決められた。たとえば、二年目に入った新井薫さんはすでに内科系の五科と麻酔科、放射線科、脳外科、精神科を回り、あと半年の間に緩和ケア、小児科内科、呼吸器内科を回る予定だ。将来は精神科医になりたいので、むしろ、あまり縁のない緩和ケアをあえて研修に組み込んだという。もう一人、女医の米田久美さんのプログラムには精神科と緩和ケアがなく、かわりに皮膚科と眼科が入っている。このように、各人の希望に応じたオーダーメードに近い組み立てが可能だった。二人とも「満足しています」と口をそろえ、新井さんは研修の成果をこう語る。

「患者さんや看護師さんに困ったことがあれば、まず研修医に連絡をとるシステムになっています。治療のイニシアチブはとれなくても、対応できることは自分でやります。もちろん、一科を二、三カ月で回って素人同然なので、上司に相談することはよくありますけど」


大学医局のストレート研修と、新制度のスーパーローテーション研修との、ちょうど中間的な立場を象徴する話だ。専門医並みの自信はもてなくとも、軽い症例には主体的に対応できているというのだ。だが、もっと細切れの研修を組まざるをえない新制度下で、ここまでの対応ができるかは疑問だ。先の佐藤さんの話では、一般病院の体制には研修先として問題があることが指摘された。だが鈴木部長は、卒後研修の中心にプライマリケアをすえるのは意味があり、研修先は一般病院のほうが向いていると主張する。

「最初の二年間に全人的医療を目指し、症例を広く見せるのは、賛成です。プライマリケアの患者は、専門の症例にぴたっと当てはまりません。患者をトータルに広く診られる医者を作るべきです。内科をやりたいという人には、むしろ内科以外も見せるべきです。即戦力を求めるよりも、のびのびと育てるべきでしょう。一般病院は症例数も多いし、同窓の人間と一緒よりも他大学出身者と交ざっての研修のほうが刺激があります。それに、大学病院は雑務が多いですからね。初期研修は民間の一般病院でやり、二年たってから専門性をもったエキスパートを育てるのは大学病院で、というのがいいでしょう」

やはり、病院の規模やこれまでの取り組みの違いによって、新制度に対する受けとめ方はかなり違うようだ。しかし、日赤のようなケースはむしろ少数の恵まれた例といえる。マッチング内容を見ると、東京など都市部の有名病院に人気が集まる一方、大学病院と地方で定員割れを起こす現象が起きている。新制度に最も危機感を募らせているのは、まちがいなく後者の病院群である。大学病院を訪ねてみた。

研修現場に渦巻く矛盾

東京医科歯科大学病院（東京、病床数約八〇〇、医師数二八〇）は、スーパーローテーションを前年度から導入し、必修化に備えた。今年度は九五人の研修医を受け入れ、同病院と協力病院で半数ずつ各一年間研修させる「たすきがけ方式」をとっている。プログラムは厚労省の指針に沿っているが、循環器と呼吸器を内科でやったら消化器は外科でやるといった工夫もしている。一年目でベーシックな科をカバーし、二年目は小児科、精神科、産婦人科、地域医療を各一カ月行ない、残り八カ月は各人の希望科を選択させる。この希望科が将来の専門につながるわけで、そこに八カ月も割いたのが専門重視の大学病院らしいところだ。総合診療部の大川淳助教授は新制度の長所と短所をこう見る。

「メリットは、全員が救急・麻酔科を経験することです。気管内挿管と心臓マッサージができれば、急を要する救命に役立ちます。それから、研修医の立ち場で考えると、将来の専門を研修期間内にじっくりと見極められることでしょう。卒前研修でも臨床をやりますが、実感はわきません。研修医の立場なら実感がわきますから、よく見極められます。デメリットは、プライマリケア修得のために各科を二、三カ月やっても、その経験がはたして五年、一〇年先に生かせるかということ。知識として役に立つかもしれないけど、必ずしも期待されている医者にはならないのではないでしょうか」

大川さんがあげるメリットは、新制度の本質に関わることではない。むしろ、デメリットのほうが本質に関わっている。新制度の「細切れ研修」については、特に基礎系と外科系の関係者から批判が強い。基礎系の研究者をめざす人間には二年間の臨床研修は回り道にほかならないし、手技の訓練が必要な外科系では細切れ研修ではとうていモノにならないというのである。整形外科が専門の大川さんの意見はこうだ。

「臨床の現場を見ることは、基礎系に進む人にも役に立つと思います。むしろメリットになるでしょう。でも、外科系が二、三カ月単位の研修では、こわくて一人で任せられません。最近は医療事故が多発し、マスコミでも大きく取り上げられます。当の医師は書類送検され、厳しく罰せられるようになりました。そうした状況にあるのに、卒後教育では広く浅く知識をつけさせようとしています。これは矛盾です。国が医療をどういう方向へもっていきたいのかが、わかりません」

もともと大学病院は高度先進医療を中心に扱ってきた。プライマリケア中心の病院とはそもそも土壌が違うのだ。ところが、新制度では一般病院と同様にプライマリケア主体の研修プログラムを実施するよう求めている。この点、大学病院は不利な要素をスタート前から抱え込んでいるといえる。だが、その一事ゆえに研修先として不適なのかといえば、大川さんはそうでないと言う。

「大学病院では高度先進医療をやっているからこそ、軽い病気も診られます。たしかに新制度で広く浅く診られる医者は増える気がします。腕も五年位までは上がるでしょうが、それから上のレベルをどの程度維持できるか疑問です。医師の養成には一〇年位かかります。深いところを見てからプライマリケアを学ぶほうが、いい医者を育てられるはずです。新制度は従来の日本型医療の否定から始まっていますが、私たちは日本型医療を悪いとは思っていません」

その証拠に、と大川さんは具体例をだした。昨夏にヒット・チャートのオリコンが作って話題を呼んだ病院ランキング本の中で全国一位になった「名医」は、同大に一〇年以上も在籍してから開業した小児科医なのだという。さらに、大川さんは〈研修内容は研修先病院のレベルを超えられない〉という原則をもちだした。

「最初に市中病院に出ると、難しい治療ができません。研修をプライマリケアから始めても、けっしてプライマリケアのすそ野が広がるとは思いません。難しい病気や治療に実際に接したことのない人が、地域でやってゆくのは問題です。医療全体のレベルが下がりますよ」

こうした弊害を避けるには、結局、大学医局の教育機能を再評価すべきだということになる。「同じ釜の飯」論と重なるわけで、大川さんも医局の効用を強く肯定する。

「昔は長い目で人材を育てようとしました。スローでスタートし、やがてピークへもってゆく。ところが今の細切れ研修では、科が変わるごとにハイスピードでの対応を要求されます。一定の仕事量を負荷し、できないとその本人をダメだと見なす。大学としては来た人の面倒はみようと思っていますが、個々の科ではそこまでのメンタリティーはもたない。いわば終身雇用に近い形で心身両面の面倒をみてきた医局が今崩されようとしているわけで、つぶれる研修医が全国でかなり出てきています。ストレスが募る一方で、レスキューがないのです。でも、そこまでドライでいいのでしょうか」

研修医がつぶれている。それが事実とすれば、ゆゆしき事態だ。ただし、東京医科歯科大では担任制をとってまめに声をかけたり、雑用を減らすなどして、研修医の負担とストレスを軽減するようにしているそうだ。だが、全国的に見ると研修医たち本人の「都会志向、大学離れ」という潮流は収まりそうにない。大川さんは「なぜなのか、わかりません」と首をひねりながら、行く末を案じる。

「研修医は東京ブランドに単純にひかれているようですが、中にはスタッフが足りず、大学病院から非常勤で手伝いに行っている病院もあります。教育スタッフのいないそんな病院でも、マッチングでフルマッチしています。そこでいい研修が受けられるでしょうか。地方の大学病院へ行ったほうがずっといいですよ」

だが、現実には地方の病院では欠員まで生じている。ただし、この状態がずっと続くわけでもなさそうだ。大川さんは、やがて人材の地方還流が起きると見ている。

「東京の病院に入った研修医が二年後、あるいは後期研修を終えた五年後に、働き場がなくなり、必ずあぶれます。国が財政面で面倒を見るのは、卒後研修の二年間だけですからね。たとえば、実力トップの虎ノ門病院では、レジデントより上に残れる者は二〇分の一といわれています。ほかでも、人気の大手病院では五分の一から一〇分の一です。余った人たちが地方に還流し、人材の再配分が起きるはずです。大学に戻るか、地域の県立・公立病院へ行くか。だけど、市中病院で楽してきた人に、大学で難しい専門ができるでしょうか。あるいは、いきなり地方の県立病院へ入り込もうと思っても、手立てがない。そこでいちばんもうかるのが、人材を紹介するリクルート屋です。新制度はけっしてばら色ではない。始まったばかりで矛盾が噴きだしている感じがします」

新制度がスタートしてまだ半年なのに、すでに矛盾が研修現場には渦巻いているというのだ。二年後以降には人材の地方還流、再配分が起き、大きなうねりが起きる。そのとき、人材をあっせんするリクルート屋が跋扈（ばっこ）し、地域医療のレベルはもちろん、人材が流出した大学の研究レベルも確実にダウンする。どうやらこんな暗い近未来が待ち受けていそうだ。それが杞憂（きゆう）に終わってくれればいいが、本当のところはまだだれもわからない。

地方の大学病院の悩み

では、焦点となっている地方の大学病院は、どんな現実にあるのだろうか。一昨年来、北海道・東北地方では大学の医局と過疎地の病院との間で医師派遣をめぐり不明朗な関係や金銭の授受が明るみに出て、大きな社会問題になった。勤務実態のない医師の名義貸し問題であり、その発端は札幌医大だった。プライマリケアに通じた医師は、地方の医療過疎地域にこそ必要なはずだが、新制度下の「都会志向・大学離れ」という傾向は、辺地医療にいっそうの影を落とさないだろうか。札幌医大病院（札幌、病床数九九四、医師数四四〇人）を訪ねた。

「医師派遣の問題でご迷惑をかけましたので、今年（〇四年）四月に医局を廃止しました。大学病院の窓口を一本化し、透明化を図りました。でも、各診療科から道内各地の病院に医師が出ている実態は変わりません。ご迷惑をかけたことを反省し、新制度を十分に生かしていく意味から、まず今年度は派遣している医師の継続に重点をおきました。一年間の長期派遣は四〇六人いますが、今年度は一〇〇％継続しています。ところが、新研修制度で二年間は診療科に人が入らなくなり、それが二年で合計二〇〇人にもなります。市中病院の診療支援など、これまで研修医がやっていた部分も、上の人間がカバーしなくてはいけません。さらに研修終了後にも研修病院に残り、すぐに診療科に入らないとなれば、その間どうやって教室の人員を維持してゆくか、現実にとても困っています」

こう語るのは、島本和明病院長。もうしわ寄せがでているというのだ。今年は七六人の研修医が入ってきた。だが、来年度分のマッチング中間発表では、一一四人の募集定員に対して五一人（四五％）しか希望者がいない。北海道内には札医大のほか北大と旭川医大に大学病院があるが、どこも極めて厳しい数字が出ている。北大は一一五人の定員に六六人（五七％）、旭川医大は六一人に一八人（三〇％）というぐあいだ。三病院合わせてのマッチ率は、今年の七二％から四七

%へ大幅ダウンしている。この流れの背景を島本さんはこう分析する。

「特定機能病院の大学病院は多くの患者が紹介患者なので、市中病院のほうがダイレクトにプライマリケア患者を診られるという期待感があったのでしょう。それと給与面が大きい。大学は月三〇万円程度なのに、市中病院では七〇万円を超えるところもあります」

七〇万円というのは過疎地の病院であり、相当の高給を出しても医師を確保したいという、大学病院とは別の意味での切ない苦悩も読み取れる。しかし、現代っ子の研修医らにはかなりの魅力らしく、たとえば、北見赤十字病院では本年度分は五人しか志望者がいなかったのが、来年度分は一気に一七人に急増している。同病院は昨年、道内一の五六万円の給与を出しており、待遇面は大きな魅力となっているようだ。しかし、この人材の流れも地方都市の中核病院どまりで、その先までは医師が回らない。その穴は依然として大学が埋めているのだが、いつまで体力がもつか疑問だ。

「人が入ってこないのに、人を出せ出せと言われる。来年は今年よりもっと厳しくなることは間違いありません。それでも、大学は地域医療もカバーしなくてはならない。大変な状況の中で現状維持の努力を求められているのが、全国の大学病院の姿といえるでしょう。この新システムが安定的に機能して地域医療がカバーされるようになるのか、現状では難しい感じがします」

これまでは、大学の医局が人材を地方に送り出していた。学閥支配として批判にもさらされているが、「〇年後には必ず呼び戻すから、過疎地に行ってくれ」と教授が言えば、ある程度の無理が利いた。将来の約束があったからだが、医局に残る人間が減り、一般病院が自前で人材を確保できるようになれば、医局の支配は弱まる。と同時に医療過疎地への人材供給のパイプも詰まる恐れがある。新制度の研修医らは、過疎地の医療にはほとんど関心がなさそうだからだ。辺地医療の展望はますます曇りそうだ。

島本さんらがさらに苦労したのは、大学病院でどんなプライマリケアのプログラムが組めるかということだった。ここでもやはり、東京医科歯科大病院と同様、「たすきがけ」と二年目の選択科に八カ月を当てて専門を深めさせることで、特徴を活かそうとしている。

「新制度自体に、大学病院以外の市中病院で研修させたいという国の意志があると思います。ですから、特定機能病院の大学病院としては、プライマリケアにどう取り組むのかという課題を与えられたと思っています。考えてほしいのは、プライマリケアとは何かということです。ある程度、専門的な知識と技術をもった先生に指導を受けてはじめて、プライマリケアの初期の部分が達成できるのでないでしょうか。大学は指導できる人と典型的症例を多くもっています。この特性を有効に使おうと考えました」

具体的には、大学で深い知識を身につけ、協力病院で実践に移すという形をとった。二年間の全部を大学でやると、プライマリの患者をたくさん診ることができずに実習面が弱くなる。そこを市中病院でカバーしようというのだ。それと、「たすきがけ」で半数を外に出せば、実質上、定員を二倍にできる。そんな工夫があるのだ。島本さんは「大学病院の限界とメリットを生かしたプログラムで、大学でプライマリケア研修をやるとしたら、これしかないという結論になりました」と言う。では、研修医たち本人はこのプログラムをどうとらえているのだろう。一年目の研修医五人が取材に応じてくれた。

「大学にいるならまだしも、市中病院に出たら知識のないぼくらがやっていけるかどうか。国が求めていることに無理がある感じがします」（中川裕也さん）、「一科二カ月の研修でどれくらい知識と技術が向上するか。〈見たこと〉と〈やったこと〉は違うので、自信をもってできるとは言えません」（石村周太郎さん）、「即戦力として働いている気分になれるのは市中病院だと思います。そのほうが研修にいいと思う人がいるのはわかります」（本江環さん）

やはり細切れ研修には不安があるようだ。だが、マイナス面だけでなく、メリットもあるという。

「将来外科に行くと決めていますが、患者が外科に回る前に内科でどんな準備がされているかがわかり、勉強になりました」「各科がお互いに何を求めているのかを、違った視点から見られるのが第一の利点」「科を回って面識ができ、他科でも相談できるのがいいですね」「各科の物の見方がよく見えるので、将来の専門を決めるのは研修で各科を回ってからにしよう、と考え方が変わりました」

こんな声が多かった。狭い枠に閉じこもらない視点が得られているようだ。半面、「若い時は吸収できるものをがんがん吸収すべきなのでしょうが、その点で〝宙ぶらりん〟な感じもします。指導する先生も、将来入ってくるかどうかわからない人間にびしびし教えるのかどうか。将来その科に入るかどうかで教え方が違う気がします」という意見もあった。しかし、それにも「その科と違う分野に進む人には、その分野で役立つ知識を教えてくれる」「科に入るかどうかで教える側の熱意に差があるのでなく、研修医それぞれに応じてくれているのだと思う」と好意的な見方が多かった。

さて、問題はこれら研修医が二年後に大学に残るかどうかだ。また、市中病院に出た人材が大学に戻って来てくれるかも、大学にとっては気がかりなことだ。

「三年目からどういう流れになるか。そこに我々は注目しています。二年の研修を終えてさっと地方でひとり立ちできるほど、現実は甘くありません。後期研修で魅力的なプログラムを組み、人を確保したいですね。ええ、もう準備を始めていますよ」

島本さんはもはや、「三年目」以降に照準を定めている。

研修現場の戸惑いと不安

以上、四つの病院を見て回っただけでも、新制度に対する戸惑いや不安が研修現場で広まっていることがわかった。サラリーマン生活を経て医師免許を取り、医療系のメーリングリストを主宰し、臨床研修にも詳しい東京大学先端科学技術研究センターの市村公一特任講師に、問題点を整理してもらった。まず市村さんは、今年の春先に研修医の待遇をめぐって実際にあったというエピソードから話しだした。

「研修病院は募集要項に、一日八時間労働、土日は休みなどと掲げました。ところが、実際にはそれでは研修にならず、一部の研修医から『契約違反』との声が出ました。だけど、どの業界でも一人前になるまではサービス残業も当たり前です。過労死が出るなど、それまでがひどすぎた面もありますが、新人研修医に契約違反と言わせてしまっていいのかと思います。週八〇時間までと定めているアメリカのように、研修にふさわしい一定の線を定めて守らせるべきでしょう」

研修医も労働者という建前が、一人歩きしたという話だ。それとともに、研修医の間に「月給が三〇万円を切るといけない病院」と見る傾向があるという。つい最近まで、有名私大病院では五万円しか払わなかったのに、研修医が押し寄せた。それを思うと、まさに今昔の感がする話だ。

市村さんはこの研修医らの見方を批判する。

「三〇万円は厚労省の一つの目安です。国の予算は人件費ではなく、補助金です。三〇万円は出すけどずさんな研修をする病院と、一〇万円しか出さないけどきちんと指導する病院のどっちがいいかと聞けば、後者がいいことは研修医にもわかってもらえるはずです。こんなことが起きるのも、マッチング第一期生たちは情報がなく苦労したから、せめて金と時間ははっきりしてという心理が働いたようです。でも、今年はかなり落ち着いてきました。待遇と研修機関としての両面から見極める、大人としての対応が望まれますね」

次は、研修現場の実態だ。現実にどんな問題が起きているのだろう。

「新たに研修病院として名乗りをあげたところの中には、看護師や検査技師と研修医との間で摩擦が起きているところもあるようです。コ・メディカル（医師以外の医療従事者）の人たちがまずは研修医に指示を仰ぐべきところを、研修医では埒があかないので直接上のドクターに指示を仰ぐ。これでは実のある研修になりません」

こうした病院では、研修医を将来のスタッフとして考えているようだが、研修医とコ・メディカルの人間との間にしっかりした信頼関係を築くことが必要だろう。こうしたことも、研修の大事な要素かもしれない。人材養成という面では、先ほどから出ている「同じ釜の飯」論も気にかかるところだ。実際につぶれる研修医が出ているというのは本当だろうか。

「残るかどうかわからない人に教えるつもりはない、と言われた人がいます。そうした研修医は誰にもかまってもらえません。たしかに、自分の部下になるからこそ教えるという面はある。今まではそれが教育の唯一のインセンティブだった。でも、そうやって悪い評判が立てば、研修医が行かなくなり、いずれ改善を余儀なくされるでしょう」

なるほど、これは過渡期ゆえの現象といえなくもなさそうだ。では、プライマリケアの研修を卒後研修の中心に置くこと、それを大学病院でも実施することについてはどうか。

「最初の二年間に広く研修するのには、それなりの意味があると思います。今までは卒後いきなり専門科に入って、極端な場合、胸部X線写真も見られない医師が出来上がっていた。救急はどの科でも必要です。医師として最低限のスキルをもつべきです。ただし、それを卒後にやるべきかは疑問です。今は卒前の実習がただ見ているだけなので、卒後に深い実習をやらざるをえない。でも、本来は大学の五、六年生でやるべきです。それを積み重ねてゆけば、日本の医療は前進します」

さらに市村さんは、高齢社会との関係からもプライマリケアの必要を説く。

「これからは高齢患者が増えます。この人たちは、一つだけでなく他の病気ももっている。専門医でも全部診られないといけないのです。それに、疾病構造が変化し、慢性病患者が増えています。医療以外に、本人や家族の意向、ＱＯＬ（Quality of Life：生命・生活の質）なども含めて病人を把握しなくてはいけません。プライマリケア的アプローチで全身的に診られる医者が求められているのです。この下地をつくる二年間として意味があります」

医療分野では専門以外にも通じ、医療以外の社会的側面、精神面などにも目が向けられる。やスーパーマン的な過大な要求を新人医師に突きつける感もするが、専門分化に突っ走ってきた医療が今、大きな転機に立たされていると言える。ともあれ新制度がスタートした以上、矛盾や問題点を改善しながら、より良いものに練り上げてゆくしかない。市村さんは、患者へのお願いとして次のようなことを強調した。

「いい医者を育てるには、研修医、医学生の頃から温かく、かつ厳しく育てることが必要です。これまで研修医は大学病院に集中していました。でも、今後は市中病院で研修医と出会う可能性が高まります。将来、自分の子供や孫が世話になるかも知れないと思って、研修医を温かい目で見守り、育ててほしいですね」

大学病院だからと目をつむって受け入れていた〝新米さん〟の痛い注射を、これからは街の病院でも経験しなくてはいけない。たしかに、そういう時代に入ったのかもしれない。

［追記］

二〇〇六年四月、臨床研修必修化の一期生たちが、二年間の研修を終え、それぞれの職場へと巣立って行った。この新制度には大学の医局潰しのねらいがあるともささやかれ、それを心配する声もこの記事で紹介した。一期生の研修終了後の動向を見る限り、その懸念はかなり現実化しているようだ。

同年五月、全国八〇の国公私立大と付属病院からなる「全国医学部長病院長会議」は、臨床研修修了者たちの進路先の調査結果を発表した。それによると、研修を終えて大学病院に残る若手医師は、二〇〇二年の七二・一%から〇六年の五一・二%へとなんと二割以上も減った。この数字に危機感をもった同会議はただちに、臨床研修制度の廃止も視野に入れて抜本的見直しを図るよう、国に求める提言を発表している。

ここ数年、産婦人科や小児科の医師不足、地方の医療過疎がいっそう深刻化している。臨床研修一期生たちは大都市の民間病院、しかも仕事がきつくない科を志望するドライな傾向をはっきり示しており、科と地域両面における医師偏在はなおしばらくは加速されそうだ。臨床研修必修化がこの傾向に拍車をかけているとしたら、まずはその部分への対策だけでも優先的に考えるべきだろう。

第三章　「労働開国」迎える看護と介護

フィリピンから看護師・介護福祉士受け入れへ

日本・フィリピン間のＦＴＡ（自由貿易協定）が昨年（二〇〇三年）一一月、協定締結の合意にいたり、決着した。これにより、早ければ〇六年度からフィリピン人の看護師、介護福祉士を日本に受け入れることになった。受け入れの具体的方法は今後詰められるが、日本の国家資格を日本語で受験して取得するなどの大枠はほぼ決まっている。「労働市場の一部開放」に踏み込んだ初のＦＴＡとして注目されるこの協定に、日本の看護、介護の関連団体が労働環境の悪化などを懸念する一方、新たなビジネスチャンスの到来と見て早くも準備を始める企業もでている。世界に名高い出稼ぎ大国・フィリピンからの人材受け入れだけに、警戒や期待など、賛否こもごもの波紋が広がっている。

日本がＦＴＡを結ぶのはシンガポール、メキシコに続いて三カ国目。この後、マレーシア、タイ、韓国、ＡＳＥＡＮ（東南アジア諸国連合）との交渉も予定している。世界は今、ＥＵの拡大、米国の南米との連携強化など国際的な経済連携がダイナミックに進んでおり、お隣の中国もＡＳＥＡＮとのＦＴＡ締結を日本より先にと目指している。波に乗り遅れ気味の日本には焦りがあると一方、フィリピン側には二国間のＦＴＡ締結は日本が初めてでアロヨ大統領の外交上の得点になるというメリットがあった。看護師と介護福祉士の受け入れ問題は他国とのＦＴＡ交渉では議題になく、今のところフィリピン特有の問題としてとらえられている。

「フィリピン側は人材の日本送り出しに大乗り気です。フィリピンから受け入れる人材をどう決めるのか、そのプロセスがまだ不明ですが、業界トップ企業の使命として、私たちがやるという意思表明だけはしておくべきと考えました」

こう語るのは、医療分野で人材紹介や派遣、業務委託などをしているメディカルアソシア（東京）の加藤佳男社長。日比の交渉決着が報道された数日後の一一月末、同社と三井物産、資格取得学校を運営するヒューマンホールディングス、東京リーガルマインド四社が、日本に派遣される看護師らに日本語や看護技能などを教える講座を二〇〇五年度中にも共同で立ち上げる計画を発表、人材選抜などの事業を民間に任せるよう規制緩和を促す要望書を内閣府に提出した。さらに同社は、フィリピンの大手人材サービス、教育事業の二社とも業務提携をし、現地での具体的体制づくりを進めている。

「フィリピンは人口が多く、四、五人の子供がいる家庭がふつう。国内に受け入れる労働市場がないので、海外へ出るのです。人材を生み出す余力は十分にあり、フィリピンでは専門職エリートの看護師はクオリティがとても高く、日本でも十分に働けます。一方、日本では看護師の人手不足が慢性化しています。パートはいても、フルに働ける人がきわめて足りません。社会の高齢化もさらに進みます。病院や老人施設での需要はいっそう増えるので、国内の数字合わせには限界がある。海外からの人材受け入れは世界的に避けられない流れで、日本でも一〇年後に数万人は入ってくると思います。需要がそれを上回っているのですから」

加藤さんは、なんと数万人の受け入れもありうると見ているのだ。しかし、今回の交渉で表に出てきた数字は数百人という単位だった。ずいぶんと大きな差がある。これはまた、日比双方の主張の隔たりとも重なる。看護師、介護福祉士合わせて年に数百人の受け入れを主張する日本に対して、フィリピンは上限人数の撤廃を求めてきた。攻防の結果、人数枠を設けることは決まったが、具体的人数はまだ確定していない。

だが、数百人レベルではビジネスとしての魅力は乏しい。数万人の規模になってこそ、ビジネスチャンスになろうというものだ。こうした期待は同社だけでなく、経済界全体にも広がっているようだ。経団連は昨年（〇三年）三月、「経済連携の強化に向けた緊急提言」を発表した。FTAにもとづくEPA（経済連携協定）の積極的推進のために取り組むべき課題をあげたもので、「ヒトの移動について」では次のような提言がある。

・「多様な職種の人材を国籍を問わず積極的に受け入れる必要がある」
・「看護・介護分野の人材については、わが国の国家資格等の取得により就労を認めることとするが、その適用については国内外の実態に合わせ、同時に、受験資格の見直し、就労内容・期間の制限を撤廃するとともに、資格取得を支援すべく、相手国における日本語教育の充実や養成学校・講座の設置、講座受講生等の日本国内での研修・実習体制などを整備すべきである」

メディカルアソシア社らの動きは、まさにこの提言をいち早く形にするものといえる。「受験資格の見直し、就労内容・期間の制限を撤廃するとともに」という文言に注目すれば、スタート当初は数百人規模で資格にも厳しい条件がつけられてもいずれ緩和されるのではないかという、うがった見方も可能だ。加藤さんも、この協定内容が現実に動きだせばフィリピンやＡＳＥＡＮ諸国から不満の声があがり、改定を迫られるだろうと見ている。また、同社はこれまで、ホームヘルパーの受け入れにも門戸を開くよう要請してきたという。看護師同様、ヘルパーも供給不足の現状にあるからだ。

しかし、国は外国人労働者の受け入れについて、一九九九年に「第九次雇用対策基本計画」を閣議決定し、専門的技術者は受け入れるが単純労働者は「慎重に」という姿勢を貫いている。厚生労働省はホームヘルパーを単純労働者と見ており、今回の交渉では受け入れ対象になっていない。さらに、レベル低下が問題となっているホームヘルパーの資格をいずれ介護福祉士資格へ段階的に移行させる方針も出されており、とすればホームヘルパーの受け入れは非現実的になりつつある。このように、日比政府間の合意内容は必ずしもビジネス界の思惑とは一致しないようだ。

ここで合意内容の基本的枠組みを見ておこう。経済産業省と厚生労働省の発表資料によると、次のようなものだ。

・フィリピン国内で看護師、介護士の資格をもつ人（介護士は研修終了＋四年制大学か看護大学の卒業者）から両政府が候補者を選ぶ。
・特例ビザで入国する。
・看護師、介護福祉士ともに日本の国家資格を取得する。
・介護福祉士には、国家試験受験コースと養成施設コースを設ける。
・来日後六カ月間、日本語と看護・介護の研修を受けるよう義務づける。
・看護、介護の国家試験受験者は、就労しながら受け入れ施設で研修を受ける。
・資格取得前の滞日期間の上限は、看護師が三年、介護士の国家試験受験コースは四年、養成施設コースは受講に必要な期間とする。不合格・資格不取得者は帰国する。
・資格取得後は病院、介護関連施設と雇用契約を結んで就労する。日本人と同等の処遇をする。在留期間は上限三年で、更新が可能。
・送り出し調整はＰＯＥＡ（フィリピン海外労働者雇用庁）が、受け入れ調整は日本の福祉・医療関係団体が行なう。

看護や介護を知らない人を入れるのではなく、フィリピンの資格をもっている人を入れるのだ。そして、日本に来てすぐの六カ月間に日本語の特訓をし、その後は受け入れ病院や施設で補助的な仕事をしながら専門の仕事の研修と日本語のスキルアップに励むことになる。介護福祉士の養成学校は二年間なので、養成施設コースを選ぶ人は二年間で日本語と介護福祉士の国家試験対策を並行して進める必要がある。働きながら日本語と専門の勉強もする。それも二年〜四年という年限を区切って、国家試験をパスしなければならないのだ。かなり高いハードルといえよう。

ただし、厚労省の発表資料には、①専門家の移動に限定、②国家資格の取得を求める、③労働市場への悪影響を避ける受け入れ枠を設定、④送り出し・受け入れの組織・枠組みを構築、⑤ステップバイステップのアプローチ——という五原則を掲げたうえで、「相手国と左記原則が確認できた場合、『国家資格を受けやすくする、受かりやすくする』具体的対策を講じる」との添え書きが見られる。「受けやすくする、受かりやすくする」とはどんな対策を意味するのか不明だが、日本の看護・介護関係者にとっては気がかりなところだ。関係者はフィリピン人受け入れをどう見ているのだろう。

反対の声

日本では、日本看護協会、日本医療労働組合連合会（日本医労連）、日本介護福祉士会がこぞって反対を表明してきている。また、ＩＣＮ（国際看護師協会）でも「看護師の雇用維持、移動および移住」（九九年全面改訂）という題の所信表明を以前から出しており、次のように戒めている。

「ＩＣＮは看護師個人が移住する権利を認めてはいるが、国際的な移住がヘルスケアの質に悪影響をもたらす可能性も認識している。ＩＣＮは、関係当局が自国の人的資源計画に失敗し、それによって看護師が離職し、看護への復職の意欲を失っているという問題を抱えている国が、他の国から看護師を雇用することを非難する」

看護師の国際的移動がすでにさまざまな問題をひき起こしていることを踏まえての声明であ

る。この点について、日本医労連も強い懸念をいだいている。中央執行委員の井上久さんはこう語る。

「国内の人材不足を補う策としては認められません。日本は国際的に見て看護師の人数が少なく、勤務条件も劣悪です。就労看護師は約一三〇万人ですが、病床数やシフト勤務に必要な人員配置、完全週休二日制や育児・介護休暇などをきちんと取れるようにするには二〇〇万人が必要です。ところが、看護師は日々の仕事に疲れて平均六年でやめています。バーンアウト（燃え尽き症候群）です。看護師二万人を対象にした私どもの調査では、三分の二の人が『やめたいと思うことが時々ある』と答え、実際にやめた人は四割が他の仕事につくか働いていません。二六％がパートで看護師をやっていますが、多くは戻らず、ベテランから中堅が足りません。ここに外国人を入れてもうまくいくはずがありません。英国など、失敗した先例もあります。離職者を減らし呼び戻すために、労働条件の改善など日本国内の整備をしっかりやるべきです」

外国からの助っ人に頼るよりも、国内の整備を優先せよという主張だ。就労数一三〇万人に対して年に数百人の受け入れは、数からいえば微々たるものだ。だが、これにも井上さんは警戒を隠さない。

「経団連が、人材不足の解消策としてやれと言っています。受け入れの自由化、拡大をしたい意図があるのでしょう。二国間交渉以外の国に広げる可能性もあります。ですから、少数でも問題なのです」

では、実際に外国人の医療従事者が入ってきた場合に、どんな問題が生じるのだろうか。井上さんが例にあげた英国では、医師の半分が外国人で、それでもなお、かなりの不足状態にあるという。国内の医師養成や労働条件の改善がなおざりにされ、医療サービスの質的低下を招き、海外への「手術ツアー」まで登場しているという（森宏一郎・日医総研『医師を輸入するイギリス』）。また、看護師も深刻な不足をきたしており、スペイン、インド、フィリピンと採用に関する政府間協定を結んでいる。九〇年代半ば以降、国外からの看護師流入が著しく増え、九九年から〇二年には外国人看護師が四万二〇〇〇人（八％）へ倍増している。看護師の場合、あっせん業者により集団で採用されることが多いという（ＩＯＭ国際移住機関『国際的な労働移住の傾向、各国の取り組みと政策的課題』）。

海外の人材に頼ればその場しのぎの対応はできても、自国の人材養成や環境整備は放置されたままになり、医療や福祉の質的低下につながる恐れがあるというのだ。こうした国全体レベルの問題と同時に、現場レベルでも大きな問題がある、と井上さんは見ている。

「一番の問題は安全です。医療・福祉分野は人の命をあずかっています。特に看護師はチーム医療の全職種にかかわっています。日本の医療は高度化されており、技術・知識を身につけるだけでなく、チーム内の円滑なコミュニケーションがとれなくてはなりません。専門用語への機敏な対応も求められます。他方、高齢化で特に施設ではお年寄りが増えています。この人たちとのコミュニケーションも必要です」

たとえば、もともとぜい弱な体制にある夜勤にフィリピン人看護師が入るとどうなるか。負担や責任が増すので一緒にペアを組みたがらないのではないか。あるいは、患者の急変に対処できるだろうか。来日してから六カ月間の特訓後、働きながら身につける日本語能力ではこうした不安があり、それが安全を脅かすという主張である。

こうしたコミュニケーション能力の問題は、介護の現場でも心配されている。日本介護福祉士会の田中雅子会長はこう訴える。

「介護とは何かを考えてほしいですね。ケアを受ける人のライフスタイル、価値観、生活習慣、文化というものを総合的に理解して援助する協働作業なのです。これが一方的だと、ケアを受ける人はつらいですね。お年寄りがこれまでの人生で大事にしてきたこと、その延長線上にある生きる目標などを理解する洞察力や感性が必要です。体の不自由さに対するケアは一定の技術を習得すれば誰にもできるでしょうが、こうした文化や価値観に対するケアができるでしょうか。そういう意味で利用者の立場からみて、外国人の方々が安易に介護労働者として働くことに反対します」

田中さんが強調するのは、介護福祉士は高度な心理的、社会的援助技術をもった専門職であり、不十分なコミュニケーション能力でケアをすれば、結局は利用者にしわ寄せがいくということだ。その実例として富山県の老人ホームにおける自身のケア体験を話しだした。

「歩けない痴呆の方なのですが、『萱を刈ってきてくれ』『わらを敷かんといかん』『家を直さんならん』というのです。私も子供のころ、そんな家に住んでいたからわかります。今は萱やわらで造った家は無いのですが、彼女の残された記憶の中では確かに息づいている大事な事実なのです。ケアを受ける人の中には、生活体験が根づいているのです。痴呆の人の現実は目の前の現実と違います。でも、このことが理解できないと、意味不明のことを言っているということで、叱られるか無視されるかしてしまいます」

地域の習慣や個人史に根ざしている点で、介護は地域や個人に密着型の仕事といえる。あくまで利用者の立場から考えれば、外国人の受け入れは問題だというのだ。とはいえ、協定が決着した今、現実の受け入れにどう対処するかも迫られる。田中さんは、次のように釘をさした。

「引き受ける事業所の責任が大きいです。安い労働力として見るのではなく、給与や社会的保障もきちんと与え、三年後には国家試験に受かるように実力を高めてほしいです。それには実務指導ができる介護福祉士が多くいる所で、滞在期間中は責任をもって育てるべきです。専門家としてのプライドをもって働けるようにしてほしいですね」

協定の合意内容には「日本人と対等の処遇」が掲げられており、安価な労働力による雇用環境の悪化への歯止めがかけられている。しかし、諸外国の例ではこうした問題が現実化しているのも事実だ。これは監視の必要なところだろう。また、こうして受け入れ反対の主張を聞いてくると、看護師と介護福祉士に共通して問題視されているのがコミュニケーション能力であることがわかる。はたして、外国人の日本語能力では医療・福祉の現場で文化の壁を越えられないのだろうか。

好意的な見方も

興味深い先例がある。日本の民間団体ＡＨＰ（アジアンヒューマンパワー）ネットワーク協同組合では、九四年から「ベトナム人看護師要請支援事業」を日本国内で運営している。看護師を目指すベトナムの若い人材に日本の看護専門学校（三年課程・正看護師）、短大、大学を受験させ、卒業後は看護師資格を取得してから支援医療機関で四年間の就労研修をし、帰国するというプログラムだ。帰国後は、日本の看護師資格がベトナムでもそのまま認められる。

このプログラムで特徴的なのは、ベトナム現地での事前教育に時間をかけている点だ。期間は一七カ月で、当初六カ月は日本語教育だけ、以後は看護学校の入試用教育も加わる。日本語は二級（大学受験者は一級）の習得を目指す。かなりじっくりした取り組みだが、第一期生は三一人全員が日本語の二級試験で不合格になってしまった。翌年からは同組合で独自に日本語教師を公募し、先生を選抜して現地に派遣した。その結果、合格率は八五％に上がり、以後は運営が順調になったという。

これまで八期の合計留学状況は、ハノイで事前教育を受けたのが一七四人、来日受験者が一〇九人、留学者が六一人。非漢字文化圏の人には日本語学習自体が大きな壁なのだが、候補者の三分の一強が留学を実現させている計算だ。しかも、大阪大、名古屋大など国立の大学と短大の看護学科にも数人ずつの合格者さえ出している。昨年（〇三年）四月には第一期生四人がプログラムを終えて帰国、現在は三六人が看護師として現場で働き、二〇人が学校で看護の勉強をしている。さて、この人たちの評判はどうだろう。文化の壁は乗り越えているのだろうか。

「患者さんの評判はいいです。大家族で育ち、小さい時から弟妹の面倒を見ている人たちですので。一昨年の四月に入職した看護師は、七月に患者さんから『とても丁寧なケアをしていただいてありがとう。ベトナムから来て大変でしょうけど、『頑張ってください』とお礼の手紙をもらいました。新人ナースが三カ月で礼状をもらったのは初めてだ、と病院の看護部長がびっくりしていました。それと、彼女たちが外国人だとわかると、患者さんの方から声をかけてくる。日本人は外国人に興味があるし、親切なんです。秋田の患者さんが方言を教えたがるなど、こんなところからもコミュニケーションが生まれています」

こう語るのは、同協組の二文字屋修事務局長。方言の例のほかにも、留学生たちが介護施設を見学した際のエピソードを教えてくれた。ひな祭りの準備をしていたお年寄りたちが留学生たちに、ひな祭りの由来や個々の人形の説明、故郷の思い出話などを生き生きとしだしたというのだ。日本人相手ではありえないことだ。二文字屋さんは、こんなエピソードの意味するところに注目する。

「期せずして生まれる、こうしたコミュニケーションは、外国人受け入れの目に見えない大きな力だと思います。労働力不足を補うとか経済効果云々というだけだと、お寒いものになります。それだけではなく、どんよりとした日本社会に新しい異質なものが入ってくることで、摩擦はあるけれど、それをお互いにいい方向に変えてゆく。それが日本を変えてゆく力になるのではないでしょうか。そうあってほしいです。

ですから、外国人の受け入れは、〝私〟の問題なのです。施設で働く人たちが受け皿の最前線にいます。そこがうまく機能できるよう、送り出し、受け入れシステムを整える必要があります。せっかく来た人たちと一緒に働き、助けながら成長を見守る〝隣人（となりびと）〟の感覚がもてるかどうか。

郵便はがき

料金受取人払

本郷局承認

45

差出有効期間
2007年3月
31日まで
郵便切手は
いりません

113-8790

117

東京都文京区本郷
二-二七-五
ツイン壱岐坂1F
（受取人）

緑風出版 行

ご氏名

ご住所 〒

☎ （ ） E-Mail:

ご職業/学校

本書をどのような方法でお知りになりましたか。
1.新聞・雑誌広告（新聞雑誌名 ）
2.書評（掲載紙・誌名 ）
3.書店の店頭（書店名 ）
4.人の紹介 5.その他（ ）

ご購入書名

ご購入書店名 所在地

ご購読新聞・雑誌名 このカードを送ったことが 有・無

読者通信

今回のご購入書名

ご購読ありがとうございました。

◎本書についてのご感想をお聞かせ下さい。

◎本書の誤植・造本・デザイン・定価等でお気付きの点をご指摘下さい。

◎小社刊行図書ですでにご購入されたものの書名をお書き下さい。

このハガキの個人情報は、弊社の本及び目録の案内、発送のみに使用し、個人情報保護法に基づき第三者に漏れないよう、厳重に管理致します。

購入申込書◆

小社刊行図書を迅速確実にご入手いただくために、このハガキをご利用下さい。ご指定の書店あるいは直接お送りいたします。直接送本の場合、送料は一律一六〇円です。

書名

定価　円

ご注文冊数　冊

ご氏名

ご住所

☎

［書店様へ］お客様へご連絡下さいますようお願い申しあげます。

取次店番線

この欄は小社で記入します。

ご指定書店名

同書店所在地

入ってくる人たちにも家族がいて、われわれと同じ喜怒哀楽があるのです。その意識を私たち日本人がもてるかどうかが、ＦＴＡの成否を握っているでしょう」

なるほど、〝私〟の問題とすれば、問われているのは日本人であり、日本社会なのかもしれない。この指摘はとても貴重だと思う。では、ベトナム人留学生たちの経験は、フィリピン人にも当てはめられるのだろうか。

「フィリピンの海外雇用庁の送り出し要件はとてもしっかりしており、送り出しの歴史と実績もあります。たとえば、台湾に東南アジアから来ている介護労働者の中でフィリピン人がいちばん評判がいいくらいです。看護学校ではアメリカに準じた内容を教えており、医療水準も問題がありません。コミュニケーション能力も問題ないはずです。ただし、訪問介護は難しいかもしれない。たとえば、料理をつくってほしいと言われても、日本食をつくるのは無理でしょう。でも、チームでやる施設の仕事なら、問題はありません」

二文字屋さんの口からは、好意的な明るい見通しが聞かれた。だが、もう一つ考えておかなければならない問題がある。フィリピン側の事情である。人材の海外流出が進んでいる結果、フィリピン国内の医師、看護師が不足し、医療水準の低下が憂慮されているのだ。

両国とも必要な国内環境の整備

昨年（二〇〇三年）八月末、フィリピンのダイリット保健相が「向こう数年のうちにフィリピンは深刻な医師不足になる」と警鐘を鳴らした。医学校への入学者数が減る一方で、多くの医師が看護師になるための訓練を受け、海外市場に流出しようとしているというのだ。医師が看護師に資格を変えてまで海外へ出ようとしているのには、驚かされる。海外との賃金格差が大きく、医師として出るのは難しいが看護師なら出やすいからだ。このあたりのいきさつは、『朝日新聞』（昨年一一月二〇日付朝刊）「私の視点」にフィリピンのＮＧＯ「保健開発評議会」の代表幹事エレアノール・ハラさんが寄稿した文章に詳しい。

エレアノールさんは「フィリピンなど途上国から海外に出た多くの看護師たちが、先進国でいい収入を得ているのは確かである。しかし、その一方で、送り出し側の途上国社会には大きなマイナス効果をもたらしていることも忘れないでほしい」と訴え、実情を説明している。それによると、フィリピンから海外に出ている労働者は計約八〇〇万人に達し、このうち三〇万人が看護師だ。このため、国公立病院などでは熟練看護師が五〇％を割る所もでており、未熟な看護師が手術を担当したり、ベテランの負担が倍化している。また、すでに三〇〇〇人の医師が看護師に転身し、このままだと六年後には全国で一万八〇〇〇人の医師が不足する、とフィリピン保健省は見ている。この流出の原因は海外との賃金格差で、フィリピンの看護師の月給は米ドル換算で都市部が一七〇～三六〇ドル、農村部だと七五～一〇〇ドル。医師でも平均約八〇〇ドルだが、欧米なら看護師でも三〇〇〇～四〇〇〇ドルになるという。

しかし、保健相の警告の一方で、同じ政府内のサントマス労働雇用相が昨年一〇月末、「海外就労は法的に問題がなく、彼らはいずれ戻ってくる。国内の医療従事者の給与が低いのは、看護師や介護士の志望者が多くて市場が供給過剰なため。海外流出が進めば、国内の従事者の価値が高まり、給与も上がる」との楽観的な見解を発表している。閣内不一致が問われるような発言だが、アロヨ政権が積極的な海外雇用政策を展開しているのも事実。というのも、国内経済が停滞しており、海外労働者から本国に送られてくる年間七六億ドル（二〇〇三年）にものぼる外貨が、財政の重要な位置をしめているからだ。

フィリピンが海外出稼ぎ策を取りだしたのは、一九七三年のオイルショック以後。石油価格上昇で債務が増えたため、オイルブームの中東へ建設労働者を派遣することで外貨を稼ぎ、失業問題も解決しようとした。七四年に「新労働法」をつくり、八二年には担当官庁の海外雇用庁も設けた。しかし、海外送り出しはあくまで短期的政策で、九五年に制定した「移住労働者と海外フィリピン人に関する九五年法」では、「わが国は持続的な経済成長手段として海外での雇用を促進せず」「継続的に国内の雇用機会を創出し」という文言も見られる。海外派遣労働者の保護と適正な送り出しを目指すように政策を転換させたのだが、二〇〇一年誕生のアロヨ政権では、特に専門職種を中心に引き続き積極的な海外雇用政策を展開している。

こうした背景があっての、今回の協定合意なのだ。日本の受け入れが、相手国フィリピンの医療環境をさらに悪化させることにはならないのだろうか。労働政策研究・研修機構国際研究部の町田敦子調査員は、こう疑問を投げかける。

「フィリピンでは医療体制の危機とまで言われている状況があります。単に受け入れ側として見るだけでなく、出す側の現状や歴史がどうなのかも知っておく必要があります。現場の人たちがいちばん大事だと思いますが、日本の医療の就労環境も、そしてフィリピンの就労環境も決していいとは言えません。現場レベルでお互いにハッピーな方向に向いているかは疑問です」

双方の医療環境の現状を見ると、必ずしもハッピーな協定ではないというのだ。そして、フィリピン労働雇用相の「いずれ戻ってくる」との楽観的な見方も、町田さんは否定する。

「一度海外に出ると、ほとんどの看護師は戻ってこないといわれています。戻ってくるのは、リタイアするころでしょう。途中で戻ってきても国内で再就職先は見つからないし、たとえ就職できても職場にもなじめない。戻ってきた人へのケアが遅れているのです。高い給与を得られる海外よりも、あえて環境の悪いフィリピンに戻ることを選択する看護師はいません。国内の就業環境の悪さから、海外を目指す医師も増加しています。海外で技術を磨いてくるのは望ましいことですが、帰国後の環境が整わないかぎり彼らは戻らないでしょう。〝送りっぱなし〟なわけで、これは送り出し政策の盲点です。その結果、〝二流〟の看護師や医師が国内に残ることになります」

人材の海外流出に伴う医療水準の低下という悪循環は、どうやら国内環境の改善なしには断ち切れないようだ。今回の協定がその方向にプラスにならないことは、明らかだろう。ひるがえって、これは日本の現状にも当てはまるはずだ。外国人看護師を入れようが入れまいが、その前に改善すべき厳しい状況が日本にもあるのだ。

町田さんは、あるシンポジウムでデイケアの会社が「看護師の中でもホームヘルパーに同行する看護師が不足している。過疎地はなおさらで、外国人でも入ってきてほしい」と訴える声を聞いたという。病医院でも特に地方では、フルタイムの看護師なら外国人でもほしいという所は少なからずあるはずだ。「看護協会も、日本の看護師不足問題は、看護師が偏在していることによると認識しています。ですが、外国人看護師を入れることで雇用環境が悪化する恐れもあり、自国の看護師不足を解消するために受け入れるという考え方には反対しています」という。町田さんは、さらに、いざ受け入れた後の心配もする。

「看護や介護を受ける人の受け止め方の問題もあります。やはり、文化や心理面の問題は無視できません。単に受け入れるというだけではすまず、綿密な計画が必要でしょう。受け入れるということは、その人たちを地域で受け入れることです。地域全体で受け入れにどう取り組むかが問われます」

看護師や介護福祉士が不足しているのは、都市部よりも高齢者の多い地方部である。ところが、研修の面倒は都市部の大きな病院や施設の方がみやすい。資格を取得した看護師たちを、実際の需要に沿って派遣できるかが大きな課題となる、と町田さんは指摘する。さらに町田さんが心配するのは、日本語の壁がどう働くかだ。

「フィリピンの人は、ハードルが高いと見るかもしれませんね。英語圏に出るための勉強をするなら働く市場が広いのですが、日本語の勉強をすることは自ら市場を狭めることになります。フィリピン政府としては日本の看護師の賃金が高いので外貨獲得のために送り出そうとするでしょうが、実際に働く人にとって条件面でのハードルが高く、就業環境や受け入れ体制を考えて、あえて日本を選ぶかどうかはわかりません。給与等の就業環境の良さから、最初は志望者が多いかもしれませんが、大変だということになれば減る可能性もありますね。具体的な計画がどうなるか、とにかくふたを開けてみないことにはわかりません」

これまでに見てきた異文化間のコミュニケーション問題とは別の、もう一つの日本語の壁があるのだ。国家間の経済連携なのだから経済の問題が中心にあるのはもちろんだが、人の命をあずかる看護・介護という仕事ゆえの複雑多様な問題が、その周辺に横たわっていることもわかった。協定は二〇〇五年度に署名され、早ければ〇六年度には実施に移される見込みだ。事業が動き出して評価する時に私たちに要求されるのは、こうした多様な問題を視野に入れた複眼的なまなざしかもしれない。

第四章　薬学教育六年制、混沌たるスタート

なぜ六年制に？

大学の薬学教育六年制が今年（二〇〇六年）四月からスタートした。医薬分業の進展、医療の高度化にともない、モノとしての薬に詳しいだけではなく、薬局で患者に適切な服薬指導ができたり、病院で医療チームの一員として臨床に積極的に関われる医療薬剤師を養成するのがねらい。薬剤師界挙げての長年の運動が実った形だが、いざフタを開けてみるとさまざまな難問が渦巻き、早くも先行きに暗雲が漂っている。

四年制だった薬学部の教育が、なぜ六年制になったのだろうか。六年制実現のために積極的運動を展開してきた日本薬剤師会の児玉孝副会長は、次のように説明する。

「昭和四八（一九七三）年の日本薬剤師会学術大会分科会のシンポジウムに議題として乗せられたのが、正式な議論の始まりでした。運動はそれ以前からですから、もう四〇年位にはなるはずです。医学部、歯学部が六年制なのに、なぜ我々だけが四年制なのかという気持ちからだったよ

うです。でも、最近の議論はそれとはまったく違います。

今は医薬分業が五〇％を超え、薬剤師の役割が明確になってきた。病院では入院患者のデータを見ながら医師、看護師とともに薬剤師も臨床に加わるようになってきました。町の薬局にしても医薬分業が進み、処方箋による医療用医薬品も扱うようになって医師との関係が出てきたのです。ところが、四年制教育の中では臨床薬学を学ばず、創薬（新薬の開発）中心の勉強しかしてきていません」

従来の四年制教育は創薬中心であり、時代の要請に応えられなくなってきているというのだ。そして、創薬中心だったのには、日本独自の歴史的な背景があると指摘する。

「明治時代になって日本にドイツ医学が入ってきました。ドイツ医学では医薬分業が当たり前だったので本来そうするべきだったのですが、そのうち日清、日露戦争が始まり、薬の需要が急増しました。明治以前は漢方中心なので、日本で独自に薬をつくりだす力はなかった。ドイツ医学が入ってきてからも、西洋の薬を輸入するばかりでした。ところが、戦争を機に国の声がかりで創薬に力が入れられたのです。そのわかりやすい実例が正露丸で、当時は『征露丸』（ロシアを征する）と書いていました。この時以来、創薬中心の考えがずっと今まで続いてきたのです」

日本の薬学教育が創薬中心なのは、日清・日露戦争を契機とする富国強兵策がその始まりであり、その伝統が連綿と受け継がれてきたというのだ。だが、今は薬剤師を取り巻く状況が変わったという。

「医薬分業の進展が大きいですね。現場の業務がようやく薬剤師本来のものとなり、臨床の基礎知識が必要になってきたのです。また、医療事故の四〇％以上は医薬品が原因です。こうした事故がおきるのは、これまで薬の安全を考えるシステムになっていなかった、その中に薬剤師が十分に入っていなかったからです」

日本で医薬分業が本格的に進みだしたのは八九年頃からで、三〇％を超えたのが二〇〇一年。そして今は五二％と急速に伸びている。それに伴い、現場の薬剤師からも薬学教育に医療薬学を入れてほしいという声が高まったという。それともう一つ、六年制の動きに弾みをつけたのが、薬害エイズ事件（非加熱処理でＨＩＶ汚染された血液製剤を投与された血友病患者がＨＩＶ感染し、多数の死者を出した事件。八九年に大阪と東京で製薬会社と国に損害賠償を求める民事訴訟が提訴され、九六年に和解成立）、ソリブジン事件（帯状疱疹(ほうしん)治療薬ソリブジンが、九三年九月に発売されてから一年間に一五人の死者を出した）など医療事故の多発だった。臨床現場における薬剤師の重要性が再認識されたのだ。

「こうした背景から六年制の動きが一気に進みました。ようやく薬剤師の本来の姿になってきたのです」

その結果、二〇〇四年春の通常国会で、「学校教育法の一部改正法案」「薬剤師法の一部改正法案」がいずれも全会一致で可決・成立した。こうして薬学教育六年制が今年四月からスタートし、その第一期卒業生が二〇一二年に送り出されることになった。

ただし、ちょっと複雑なのは、これまで通りの四年制も残していることだ。薬剤師の国家試験の受験資格は原則として六年制過程卒業者のみに与えられるが、臨床よりも創薬研究一本で進みたいという人たちのために四年制＋大学院修士課程という道も用意されているのだ。つまり、「六年制」（大学院は博士課程のみ）と「四＋二年制」という二つのコースがあり、これまでも研究者を輩出してきた国公立大学を中心に両コース併用の形で募集をしている所もある。

少ない実務実習先

六年制教育は、臨床現場で活躍できる医療薬剤師の養成を主眼としている。初の試みなので、そのためには統一的なカリキュラムで質を確保する必要があるという考えから、国公立、私立の各大学関係者、日本薬剤師会、日本病院薬剤師会のスタッフが集まって検討を重ね、二〇〇二年八月、日本薬学会が「薬学教育モデル・コアカリキュラム／薬学教育実務実習・卒業実習カリキュラム」を発表した。これに沿った教育を実践しようという暗黙の合意が関係者にはある。その最大の目玉は、一カ月間の事前教育の後に病院と薬局で各二・五カ月間ずつ実施する、合計半年にわたる実務実習である。

これは学生の五年次に行なうのが標準とされており、実習開始までまだ四年間の猶予があるのだが、関係者はこの実習がはたしてうまくやれるかどうか、今から心配している。北里大学の矢後和夫教授は、同大学付属病院の薬剤部長を兼務し、日本病院薬剤師会の常務理事も務める。学生を実習に送り出す大学側と受け入れる病院側のどちらの事情もわかる立場にあり、次のように語る。

「社会的ニーズゆえの六年制がやっと実現したのですが、正直、心配が先に立ってしまいます。

単科が多い薬科大学は付属病院をもたないので、実務実習をどこまでやれるのか。それがいちばんの問題です」

薬学部は全国で六六大学にある（〇六年度）が、矢後さんによれば、そのうち付属病院をもつ私大はわずか七校に過ぎない。その一校である北里大学は四つの関連病院をもつので、その病院だけを実習先として自前の実習ができる。これはきわめて恵まれた例といえる。それでも、一学年二六〇人の学生を四つの病院で割ると一病院当たり六五人もの実習学生を受け入れることになり、病院スタッフに過重な負担がかかるし、カリキュラムをどう組むか、今から頭を痛めているという。病院をもたない大学では、その悩みはもっと深いはずだ。

「うちは私が大学と病院を兼務し、同じようなスタッフもいるので、恵まれています。でも、他の薬学部では病院との関係が薄く、相互理解も十分ではありません。医学部教育が医療現場と密接な連携がとれているのに比べ、薬学教育はこれまでも学部と現場の間の連携が十分ではありませんでした。ただでさえ忙しい病院が、多数の実習学生を受け入れたら大変です。かといって、六年制においても実務家教員はせいぜい五、六人、この教員たちだけで実習先にマンパワーを派遣できる状況にはない。担当教員は学生の派遣先をただ巡回するだけになるでしょう。受け入れ病院からすれば、巡回するだけでは意味がありません。そんな現実を考えると、非常に不安ですね」

実務実習の派遣先は、病院と薬局である。ところが、大半の薬学部は病院をもたないので、学生を受け入れてくれる病院と薬局を学外で探さなくてはならない。それを各大学がばらばらにやっていたのでは効率が悪いし、うまく実習先が見つからない恐れもある。そこで、このマッチング作業を「病院・薬局実務実習調整機構」が中心になって行なうよう準備が進められている。

同機構は薬学教育協議会の中にあり、実はこれまでの四年制教育の中でもマッチング作業を行なってきた。というのは、一九八〇年に大学基準協会から出された「薬学教育基準」で実務実習を行なうことが原則とされていたからだ。ただし、当初はそれを実施する大学は少なく、九〇年代になって全国各地で取り組みが始まり、二～四週間の病院・薬局の実務実習を実施する地域や大学が出てきた。そのマッチングの連絡・調整を担う機関として同機構がつくられ、「機構」が病院とのマッチング、下部組織の「調整機関」（実質は日本薬剤師会が担当）が薬局とのマッチングを実施してきていた。

六年制では実務実習が必修化され、期間も半年へと大幅に拡大される。そこで、今後は組織を機構に一本化し、全国八地区ごとに病院・薬局のマッチング作業が行なわれるようになる。すでに準備作業に入っており、同機構も忙しさを増している。同機構の百瀬和享委員長（薬学教育協議会理事・事務局長、昭和大学名誉教授）は、こう語る。

「平成二二年（二〇一〇年）までの短期決戦が始まったところです。昨年四月に病院の調査を行ない、実習生数を上回る受入人数は確保しています。ただし、この一年で薬学部の定員が八〇〇〇人も増えているため大変困惑しています。受入病院および薬局については、現在、各大学が手分けして最終確認を行っており、その結果を平成二一年七月末までに文部科学省に報告する予定です。

四年制のときの実習先は大病院が中心でしたが、今度は小さな病院にもお願いをしなくてはなりません。どこまで応じていただけることか。日本病院会などにご理解をいただくよう働きかけていますが、とにかく大変です。時間的余裕なんてありません」

「短期決戦」に力を込めた。まだ四年間の猶予がある問題ではないというのだ。

病院実習のシステムについては、日本病院薬剤師会が「グループ病院実習制度」を提唱している。これは、薬学生が出身地で実習を行なう「ふるさと実習」と、幹事となる基幹病院を中心に地域の病院でグループを形成してまかなうシステムを組み合わせたものだ。設備の整わない小さな病院では薬物血中濃度のモニタリングや治験管理業務ができない場合があるが、大病院と小病院がグループ化して実習を受け入れることで融通を利かせ、さらには各病院の負担も軽減させようというのである。

そのモデル事業が二〇〇三年二～三月に神奈川県内で実施され、結果の検証もなされている。参加学生は北里、星薬科、共立薬科など九大学の一二人でいずれも三年生。病院は横浜市立大学医学部付属の二病院や横浜赤十字など一一病院で、病床数一一六～七二〇、薬剤師数二～三〇までの基幹病院から小病院までがそろった。実質二〇日間の実習結果は、「実習態度」「調剤」「製剤」「医薬品情報」など一〇項目すべてで薬学生の自己評価が実習後に高い値を示すなど、良い成果が出ている。これが六年制の実習に一つのモデルを示すと言えそうだが、実施に関わった北里大学の矢後教授は意外と厳しい見方をする。

「横浜の南部地区を中心に実施したのですが、三年次のこの時期に実習に参加できる学生は追試がないなど質のいい学生といえます。そして受け入れ病院も良い施設の所がそろい、逆に理想的に過ぎた感じがしないでもありません。それが良い結果につながったとも考えられます。

ところが、都市部ではない地方で実習をやるとなると、グループを組むにも移動に一～二時間もかかる病院同士で組まざるをえない地区もあることでしょう。時間もお金もかかり、運用に問題が出てきます。二年前に病院薬剤師会で全国調査をしてグループ組みをしてみたのですが、その後に新設大学がどんどんできて個別に独自のグループ組みをする所も出ています。〝囲い込み〟現象です。頭の痛いところです」

薬学部のバブル的新設ラッシュ

確かにここ数年の薬科大学の新増設には目覚しいものがある。政府の規制緩和政策が後押しをしているもので、文部科学省高等教育局医学教育課の高見功薬学教育専門官は「文部省としては薬科大学の新増設を原則抑制してきました。ところが総合規制改革会議から撤廃すべきだとの答申が出され、二〇〇三年四月に撤廃が閣議決定されました」と経緯を説明する。同年に二〇年ぶりに岡山県と宮崎県で各一校が新設されたのを皮切りに、〇四年度八校、〇五年度六校、〇六年度五校、そして〇七年度にも五校が新設される予定だ。なんと五年間に二一校が新設されるというラッシュぶりである。

薬学教育に詳しい事情通の話では、経営危機に陥ったある女子大が薬学部に切り替えた途端、競争率が十数倍にも達し、受験偏差値も四〇台から六〇台へと飛躍的に高まったのがきっかけという。それで女子大や理系離れで人気の低下した工学部などが薬学部に衣替えする現象がなだれのようにおこり、この事態を招いたという。六年制教育は臨床教育を充実させ、質の高い薬剤師を養成するのが目的だが、こうした薬学部バブル現象はその流れに逆行するのではないか。矢後教授はこう懸念する。

「これは薬学教育ではなく、経営です。金もうけのために学校をつくるのでは困ります。今年の入試にも影響が出ていますよ。北里大学でも受験者が二五％減りました。他の私立薬科大学では五〇％減の所もあります。新設で受験生がバラケたのと、六年制で受験生が減ったことが原因でしょうが、質的低下につながらないような対策が急務でしょう。どうせ六年間勉強するのなら、医学部へ行こうという人が出てきてもおかしくありません。

今、薬学教育自体が大きな危機に直面していると思います。ここできちっとした結果を出さないと、大変なことになります。私自身が大学を卒業した昭和四〇年代と今とでは薬剤師の業務展開がまったく違い、薬剤師に対する社会の期待は大きくなってきているのです。それに応えなくては」

本来、薬学部新増設の動きは六年制とは別問題だが、薬学生の数が増えれば臨床実習先の確保にも影響が出るし、その前に十分な教員をどう確保し教育の質をいかに維持するかという問題もある。さらに、将来の就職先はあるのかという心配もある。事実、薬学生の数が今でも「飽和」あるいは「過飽和」状態にあるという指摘が、何人もの関係者から聞かれた。欧米の実態と比べてみると、日本の特異な現状がよくわかる。

日本薬剤師会の二〇〇〇年調査によると、この時点で日本の薬学卒業者数は八五〇〇人と世界最多である。以下、アメリカの七五〇〇人、カナダの三〇〇〇人、フランスの二二五〇人などと続く。アメリカの人口は日本の約二倍なので、人口対比で日本は薬剤師が米国の二倍多いことになる。さらにここ数年の新設ラッシュで〇六年の薬学部の入学定員は六年制と四年制（四年制定員は全体の一割ほど）合わせて一万二〇〇〇人強（厚生労働省調べ）になっており、将来は一万五〇〇〇人にまで増えると言われている。欧米では医師三人に薬剤師一人というのが一般的水準とも言われ、この水準に照らせば、日本の医学部定員は約八〇〇〇人なので薬剤師は三〇〇〇人もいれば十分という計算になる。ともかく現状の数字でも多すぎる。

こうした「飽和」という指摘に対して、厚生労働省はどう見ているのか。医薬食品局総務課の関野秀人課長補佐の見方は、かなり楽観的だ。

「今は全部で二四万人ほどの薬剤師がいます。その三分の二が薬局と病院、残りは薬のメーカーに一割強、大学などに一割強、薬の卸や販売店に一割ほどという内訳です。しかし、薬剤師法でこれをしてはいけないというものは少なく、一般の販売業や介護・福祉など、薬学の専門的知識を生かす分野は広いと思います。個人的な見解ですが、薬剤師の数は増えてもニーズはありうると見ています。薬剤師が余るかどうかは今の段階ではなんとも言えません。増えてもあえて制限する気はありません。ただし、需給がどうなるかは関心があるので、調査をするつもりです」

厚生労働省は、しばらく静観する構えのようだ。ともあれ、これは将来の問題として、当面の問題は実務実習をどうこなすかである。話をそちらに戻せば、実習先は病院だけでなく、薬局もある。薬局のマッチングは日本薬剤師会が担当しているが、薬局は小規模で受け入れ可能人数が少ないだけにマッチング作業もいっそう大変だ。「コアカリキュラム」では、一薬局に実習生は最大二人という線が出されている。日本薬剤師会の児玉副会長はこんな計算をする。

「一薬局で一回に一人を年二回受け入れるとして、全部で六〇〇〇軒の受け入れ薬局が必要になります。すなわち六〇〇〇人の指導薬剤師が必要です。保険薬局は全国で約四万軒あるので、このうちの六〇〇〇軒に受け入れてもらうことを考えています。これがギリギリの数字で、目標は一万人の指導薬剤師をそれまでに養成することです。すでに四年制の指導講習を受けた人が全国に一万人いるので、単純計算ではこの人たちが六年制に移れば間に合う計算です。六年制のための教育者ワークショップを昨年度からスタートさせ、今は〝指導者の指導者〟を育てている段階です」

昨年度と今年度で一〇〇〇人ほどがこの講習を終え、あとはこの人たちが各地区の講習で指導的役割を果たして「認定実務実習指導者」を一万人まで増やす目論見という。この事業は日本薬剤師研修センターが担当しており、病院と薬局それぞれの実習に応じた講習内容が組まれている。薬局同様、病院の指導薬剤師の養成も着実に実施されているが、両者に共通する問題点は、薬剤師は実務家であって教育者ではないという点。それを延べ三日間の講習でカバーして、それぞれ二カ月半の実習を担当できる指導者にしようというのだから、かなり付け焼刃的な印象は否めない。

実習に関する問題はもう一つある。実習費用をどうするかだ。今、大学側と日本薬剤師会、日本病院薬剤師会の間で話し合いをしているが、具体的な算定方式や額をめぐって大学側と受け入れ側の間で折り合いがついていない。実習費用は学生を送り出す大学側が支払うものだが、私立大学では結局、学生の授業料や積み立て金から支払われることになる。国公立大学では国からの補助金も入ってくるので、若干異なる。これまでの四年制における調整機構を介した実習では四週間で五万円を病院に支払うことになっていたが、六年制では長期の実習なのでそれだけ金額も大きくなり、それぞれの主張にも隔たりがある。

日本病院薬剤師会の算定根拠は、大学の授業料だ。まず、薬科大学授業料の平均額を出し、病院受け入れ日数分を日割り計算する方法と単位数から割り出す方法を考えているという。一方、日本薬剤師会の算定は、薬剤師の時間給などをもとに計算する積算方式をとっている。薬局の薬剤師が学生を指導するのも労働と見なしているわけで、それに資料代なども加算して総額を出しているというが、両者の隔たりは大きいようだ。結局、授業料などで学生に負担がかかることになるので、すみやかな調整が要求されるところだ。

一方、こうした全国レベルでの統一した動きとは別に、独自の実習を計画する動きもある。調剤専門薬局の全国チェーンの中には、「調整機構」のマッチングとは別に独自に特定大学と実習の契約を結ぼうとする所があり、大学側に「費用はタダでいい」と持ちかけているという。実習費用は無料にして優秀な学生を早めに確保しようというねらいだ。一つのビジネス戦略といえる。あるいは、新設大学の中には独自に億単位の金を積んで病院に実習の契約を持ちかけている所もあるという。いわば「抜け駆け」的行動が、早くも出ているのだ。

日本薬剤師会の児玉副会長は「調剤専門の薬局では一般市販薬をほとんど扱っていません。その面からも実習内容が偏る恐れがあります。実習も重要な授業の一環であることを理解してもらいたい」と指摘する。また、北里大学の矢後教授は「薬学教育をめぐっては裏面にダーティーな話はたくさんあります」と顔をくもらせる。

以上、見てきたように、スタートしたばかりの薬学教育六年制はその目玉である長期の実務実習をめぐり、さまざまな問題がすでに噴き出している。要するに、臨床薬剤師養成という謳い文句にふさわしい指導体制にするには、まだまだ解決しなければならない問題が山積されている。それなのに見切り発車したがゆえの矛盾のように見える。そして、その矛盾は四年後の実習にだけではなく、四月から始まった授業の指導体制にも現れている。実習時の一時的な指導者ではなく、大学において恒常的に指導をする人材の不足である。北里大学の矢後教授はこう説明する。

「『薬学関係の学部に係る専任教員のうちには、文部科学大臣が別に定めるところにより薬剤師としての実務の経験を含むものとする』との規定が定められた。これにより、各地の病院の薬剤師が大学に引き抜かれています。しかし、現在の臨床は日進月歩なので、大学に行って二、三年も経つと医療現場の現実がわからなくなってしまいます」

教育者としての訓練や勉強もしてこなかった「教員」が、各地で続々と生まれている。そして、その人たちも、そのうちすぐに現場の状況に疎くなってしまうだろうというのだ。教育者としての実績はなく、実務者としての実績はあっても、それもすぐに役立たなくなる恐れがある。こんなジレンマをこれまでの臨床教員も抱えてきており、その矛盾がいっそう増幅する恐れがあるというのである。この現実に拍車をかけているのが薬科大・薬学部の新設ラッシュであり、本来は教育の質的拡充を目指しているはずの六年制が逆に質的低下をもたらしかねない状況なのだ。

六年制は必要なのか

ここで改めて問い直してみたい。本当に薬学教育に六年制は必要なのだろうか？「調整機構」の委員長で昭和大学名誉教授の百瀬さんは、その必要性をこれまでの教育内容に即して、次のように説明してくれる。

「四年制では時間が少ないため、多くの教科で教科内容を充分に教えることができませんでした。また、演習の時間をとるのが困難でした。しかし、教えなければならないことは山ほどあります。たとえば、胃潰瘍と痛風を併せ持っている患者さんがいるとします。痛風の薬を与えると胃潰瘍が悪化する。こうした場合に、患者のＱＯＬを考えたら最善の処置はどうしたらよいか。薬剤師の第一の使命は、治療薬から来る副作用をいかに軽減するか（リスク・アボイダンス）です。場合によっては二つ、三つの薬を併用することもあります。その相乗効果で、お互いの効果を打ち消してしまうこともある。高齢者は一人でいろいろな病気を持っています。また、副作用には無限の可能性があります。

医師は治療に専念し、薬剤師は副作用の軽減に努める。そして、専門的な知見にもとづいて医師を説得できるようにならなければなりません。また、薬の投与を看護師に任せている場合が多々ありますが、これも薬剤師がやるべきでしょう。さらに患者やスタッフとのコミュニケーションもとらなくてはならない。今までの薬剤師はこれが下手でした。こうした能力を高めるためにも六年は絶対に必要です」

なるほど、確かにこれまでは臨床に関わることをほとんどやってなかったわけだから、その分の勉強は当然必要である。と同時に、従来の有機化学や分析化学といった基礎薬学も欠かせない。基礎の知識あっての臨床でもあるからだ。そのどちらも学ぶとしたら、これまで以上の時間が必要となるわけだ。ところが、この六年制の動きに明らかに距離を置いている〝大学群〟がある。国公立大とごく一部の私大である。

薬学部のある国公立大学は全部で一七あり、そのすべてで「六年制」と「四＋二年制」を併用している（私大の併用は四九大学中一二大学）。しかも、旧帝大の北海道、東北、東京、京都、大阪、九州の六大学では後者の定員の方が前者よりもかなり多い。他の国公立大学は金沢大学を除きいずれも半々ないし六年制の定員を多くしており、同じ併用組の中でも色合いを異にしている。その最たる存在が東京大学で、薬学部の全定員八〇人のうち「四＋二年制」が七二人（九割）、「六年制」が八人（一割）と極端に六年制が少ない。その理由を、同大学薬学部長の柴崎正勝教授はこう説明する。

「日本の薬学は明治の初期に、グローバルスタンダードとは違うスタートを切ったのです。医薬をいかに生産するか、からです。西洋医薬が入ってきても医薬分業がなされず、医師が薬を手放さなかった。そこで薬学は基礎研究を中心に発展してきました。欧米の大学では、たとえばハーバードやオックスフォードなどトップ大学には薬学部がありませんが、日本では旧帝大に薬学部があります。そこから主に優秀な創薬研究者を輩出し、私大で主に薬剤師を養成してきました。この日本独特の基礎薬学は世界に例のないもので、高い評価を受けてきたと思います。

一方、昔は医薬分業がなかったので薬剤師の立場は弱かった。しかし、医薬分業が達成されたこともあり、薬剤師会が六年制への運動を展開し、実現することになったのです。スタートするまでにすさまじい議論がありました。東大が受け入れないと議論が進みにくいということもあり、六年制と四＋二年制の併存を認めるならという条件で受け入れたのです」

つまり、東大など有力国公立大学では従来から研究者を中心に育てて来たので、これまでは実務を担う臨床薬剤師の養成にそもそも関心が薄かったのだ。東大の中では「四＋二年制」一本で行こうという極論まであったという。東大では理科Ⅰ類、Ⅱ類、Ⅲ類という形で入試をしているので、薬学部へ学生が進学するのは二年後、そして四年次にコースを振り分ける予定だが、九割の学生はこれまで通り研究者を目指す。六年制を選ぶ一割の学生の進路はどうなるのだろう。

「医療現場で処方権のある医師を頂点とした厳然としたヒエラルキーがあり、薬剤師にできることに限りがある以上、学生はかなり悩むでしょう。東大の学生（六年制）の半分は官僚を目指すのではないか。今の厚労省では四年制の薬学部を出て局長になった人はいませんが、六年制を出れば変化がおこるかもしれません。数は少ないかもしれませんが、医療現場に行く人にも大きな期待をしています。しかし、六年制の五年次に実務実習に出る時、四＋二年制の学生は修士課程でガンガン研究しているわけです。それを見てどう思うでしょうね。いろいろの問題があります。

もちろんレベルの高い薬剤師を育てることには大賛成ですが、伝統を生かした基礎研究者をこれからもしっかり育てたいですね」

研究者の養成を主体にやっている大学に入った場合、六年制の学生はやや異質な存在になりうる可能性もあるようだ。さらに柴崎教授は、全体が六年制の職能教育に大きく重心を移すことで基礎研究者の絶対数が減少することも心配する。

「通常、大学の研究の中心は修士なのに、その枠が全国で半分になった。研究レベルの低下が心配です。ハイレベルの私立大学でも、六年制だけでスタートしたけれど四年制を再導入するという所が、出てくるかもしれません。社会の動向が決めることですけどね」

臨床のわかる薬剤師を育てる理由の一つに、創薬に進むにしても臨床経験が役立つはずだという考えがある。そのあたりを柴崎教授はどう考えるのだろう。

「モノを対象にした薬学から人を対象にした薬学へ、というキャッチフレーズがありますが、臨床経験が創薬研究にポジティブな影響力があるかどうかは、やってみないとわからない。私には建前的議論に思えます。今、薬の開発ほどチャレンジングなものはありません。その証拠に、製薬会社のステータスが上がって、理・農・工学部出身者らも製薬会社を目指すようになっています。その創薬に薬学部出身者は相当な貢献をしてきました。ところが、〈開発〉がないと薬はできないのに、今後の薬学は〈薬ありき〉から始まるべきという極端な意見もあります。日本の薬学部には、〝薬学部であり、かつ第二理学部〟的な発展をしてきた一二五年の歴史があります。それをグローバル・スタンダードにかんたんには変えられません。日本独自の形でバランスのとれた発展をしてきたのですから、逆に欧米が日本のシステムをとり入れてもいいほどです」

薬剤師界や厚生労働省がグローバル・スタンダードこそ本来の姿、その姿に立ち返るのだと説くのに対し、柴崎教授はあくまで日本独自の伝統を尊重しアンバランスな点は改革すべきという主張である。そして、その主張を後押しすると思われる結果が今春の入試結果に出たという。

「ある旧帝大ですが、六年制と四＋二年制の分離入試を実施しました。結果は、合格者の成績が四＋二年制の方が高かったのです。これは、レベルの高い高校生に創薬サイエンスの魅力がアピールしたということであり、新制度に高校生が独特の意思表示したとも考えられます。六年制を主張する方にはショックな想定外の結果だったかもしれません」

新制度は臨床実務に通じた質の高い薬剤師の養成を目指しているが、トップレベルの高校生は伝統的な創薬の方に集まるのではないかというのだ。薬科大・薬学部のバブル的新設ラッシュによる全体の質的低下、新設ラッシュの背後に潜むビジネス先行の薬科大学経営による近い将来の〝淘汰〟もすでに一部ではささやかれ出している。こんな混沌を内に秘めながら、ともかくにも薬学教育六年制がスタートした。その成果を見極めるのは、今しばらく先のことになる。

第三部　後手、後手の厚生行政

第一章　高まる新型インフルエンザ発生の脅威

東南アジアで続発

昨年（二〇〇四年）から今年（二〇〇五年）にかけて、日本国内の一部養鶏場で鳥インフルエンザの流行が見られ、養鶏農家や周辺地域に深刻な影響を与えたため、マスコミが大騒ぎした。しかし、鳥インフルエンザはアジア地域を中心に深刻な広がりを見せており、最も懸念されるのは養鶏業への打撃ではなく、人が感染する新型ウイルスへの変異とその新型株によるインフルエンザの世界的大流行（パンデミック）である。新型ウイルスには世界中のすべての人が抗体をもっていないので、ひとたび大流行すればとてつもない被害を招きかねず、すでにＷＨＯ（世界保健機関）も再三にわたって各国政府に警戒体制を整えるよう呼びかけているのだが、準備がほとんど進んでいないのが実情だ。

今、アジア地域で流行している鳥インフルエンザは、高病原性のＨ５Ｎ１型である（注：病原性の「高」「低」はあくまで鳥に対するもの）。日本で昨年一～三月に山口県と京都府の養鶏場で流行したのと同じ型だ。高病原性ウイルスは家畜伝染病に指定されており、日本では七九年ぶりの確認だった。今年三～五月に茨城県で見つかったのはH5N2型で、これも「高病原性」とはされているが、前者がウイルスが全身で増える強毒タイプなのに対して、後者は呼吸器や腸管でしか増えない弱毒タイプで、過去に人に感染した例も出ていない。ところが、前者のH5N1型ウイルスは一九九七年の香港かぜの大流行時に初めて人への直接感染が認められ、香港で一八人が重症の呼吸器疾患を起こし、六人が死亡し、今回また、アジア地域で同株による人の重篤症例が続出しているのだ。

今回の流行の発端は二〇〇三年一二月、韓国で起きた鶏の集団発生とされる。この流れがアジアの他国にも広がり、ついにはH5N1型鳥インフルエンザによる人の死亡例も無視できない数に上っている。WHOが〇五年八月五日現在でまとめた、H5N1型鳥インフルエンザに感染した人の確定症例数（〇三年一二月～現在）は次の通りだ。

いちばん多いのがベトナムで、九〇人が感染し、四〇人が死亡。次いで、タイで一七人が感染、一二人が死亡。カンボジアでは感染した四人全員が死亡。最新例では、インドネシアで七月に一人が感染して死んでいる。これら四カ国の合計では感染者が一一二人、死亡者が五七人、死亡率は五一％に上る。

ベトナムの症例については早い段階で医師、研究者らの手で調査が進められ、一〇症例の詳しい報告がWHOから出されている（二〇〇四年二月）。それによると、一〇人中八人に明らかに家禽との接触があり、三八度以上の発熱、息切れとセキが主症状だった。リンパ球の減少と胸部レントゲン写真にも著しい異常が認められている。曝露と発症の間（潜伏期）の中央値は三日、死亡者は平均して発症後一〇日で亡くなっている。患者の具体的な被曝状況をいくつか紹介しよう。

・患者は女児。この女児はコガモを一羽購入し、自宅で五日間世話をした。このコガモは下痢をして死亡、彼女が埋葬した。彼女はこの二日前に半生の卵を食べ、隣家では四〇羽の鶏とハトを飼っている。女児の自宅にはコガモ以外の家禽、動物はおらず、コガモを購入した三日後に女児は発熱した。家族、親戚に具合の悪い者はいない。

・患者は男子生徒。闘鶏をひんぱんに見に行く彼は、試合前の鶏をいつも抱いていた。また、登校時には自宅から家禽類市場を通り抜けていた。闘鶏関係者ら二〇人の間では疾病の報告がない。

・患者は学生。患者は父親と一緒に発症の三日前に、自作農場の、死亡したり死にかけていた一〇羽の鶏を取り扱い、濃厚な接触があった。他に家禽や動物はおらず、家族や親戚に病気の者はいない。

多くの例が鳥インフルエンザにかかった鳥類との濃厚な接触（曝露）により直接感染したと見られるが、最も心配される人から人への感染は発生したとする確かな証拠がまだ出ていない。しかし、本来、鳥インフルエンザは鳥類の間でだけ伝染していたものであり、それが種の壁を越えて人間にまで直接感染が起き、じわりじわりとその罹患範囲を広げているのは事実である。それが鳥類との濃厚な接触によって起こされていると考えられる以上、ウイルスに汚染された家禽や鳥類が増えれば増えるほど、人間への危険も高まっているといえる。

ＯＩＥ（国際獣疫事務所）が八月一九日付でまとめた「アジアの動物（家禽）における鳥インフルエンザの最新状況」によると、家禽などにＨ５Ｎ１ウイルスの感染が認められたのはロシア、韓国、ベトナム、日本、タイ、カンボジア、中国（香港と本土）、インドネシア、マレーシアの九カ国にわたっている。他にＨ５とわかっている（Ｎの型は不明）のがカザフスタン、ラオスであり、Ｈ５Ｎ２は韓国、日本、台湾で確認されている。こんなにも広がっているのである。

なかでも注目されるのは中国だ。五月の初旬に北西部の青海省（せいかいしょう）・青海湖周辺で渡り鳥一五〇羽がＨ５Ｎ１型鳥インフルエンザで死亡した。渡り鳥は感染しても発病しないとされてきたので、この現象はウイルスの変異を印象づけるものだ。この流行は家禽にもうつり、さらには人の感染例、死亡例も非公式情報で伝えられ、六月にＷＨＯが現地調査に乗り出した。同月二八日に出された報告書では、それまで中国当局が発表していた五倍にあたる五〇〇〇羽の野鳥の死が確認されている。だが、ウイルス検査が感染鳥と接触したわずか二人だけでしか行なわれず不十分なため、真相は不明のままである。

また、『ワシントン・ポスト』（米国）が、中国では政府が農家に奨励して抗インフルエンザ薬のアマンタジンを家禽に投与しているため、Ｈ５Ｎ１株がアマンタジン耐性になっていると非難したり、科学雑誌の『ネイチャー』や『サイエンス』が、感染鳥から分離したウイルスが再集合した新型の株であり毒性が強まっていると見る論文を発表するなど、世界の目が中国に集まっている。中国当局の情報統制のうわささもささやかれる一方、春から夏にかけて数万羽の渡り鳥が飛来する青海省が新型インフルエンザの〝震源地〟になるのではないか、と強く心配されている。

さらに、H５N１型以外の鳥インフルエンザ被害も見られ、二〇〇三年二月にオランダで発生した高病原性H７N７株による集団発生では一人が死亡し八三人が軽症、九九年と〇三年に香港で発生したH９N９株の例では計三人が罹患している。こうした他の株による感染も無視はできないが、今最も危険視されているのはH５N１株である。とにかく、これが現実にいちばん大きな力を振るっているからであり、この株が変異して新型ウイルスが登場する可能性がいちばん高いと見られている。では、新型ウイルスはどんな経過をたどって生まれるのだろう。それを理解するには、インフルエンザウイルスについて基本的な知識が必要なので、そこから説明する。

感染のメカニズム

インフルエンザウイルスは膜をかぶっており、その膜には赤血球凝集素（HA）とノイラミニダーザ（NA）という二つのウイルス抗原がスパイク状に突き出している。前者のほうが後者よりも変異を起こしやすく、インフルエンザウイルスの変わり身が早いのもHAの性質によるものだ。また、ウイルス内部では、ウイルスの遺伝子である一本鎖RNAが八本の分節構造をとっている。この八本のRNAは核たんぱく質（NP）やポリメラーゼとともに複合体を形作り、ウイルス内膜の内側を裏打ちしているマトリックスタンパク質１（M１）と結合することで安定している。

インフルエンザウイルスは、NPとM１の抗原性の違いにより、A、B、Cの三つに分類される。A型ウイルスは人に感染するヒトウイルスのほか、水禽、ブタ、ウマの各動物種特有のウイルスが存在する。これらは基本的には他の動物種には感染しないが、ヒトウイルス、鳥ウイルスの中には、ブタに感染するものがある。一方、B型ウイルスは人のみに感染する。C型ウイルスは人とブタに感染し、インフルエンザというより普通感冒の病原と見られている。

A型ウイルスはHA、NAの抗原性の違いにより、HAは一五種類（H1～H15）、NAは九種類（N1～N9）の亜型に分類される。B型、C型には亜型が存在せず、A型インフルエンザウイルスの起源は鳥インフルエンザウイルスと考えられている。しかし、A型ウイルスでも人に感染するのはH1N1（Aソ連型）、H2N2（一九五七～六八年に流行したアジア型）、H3N2（A香港型）、H5N1、H9N2の五種類であり、最後の二種類はまだ人から人への感染は確認されていない（以上、主に信澤枝里「インフルエンザウイルスとは」による。『からだの科学』二二〇号所収）。

さて、今はやっているH5N1型ウイルスには、次のような特徴がある。一つは、その「変わりやすさ」だ。「H5N1は急速に変異し、他の動物種に感染するウイルスから遺伝子を獲得する傾向がある」（WHO「鳥インフルエンザ―ファクトシート」）。さらに、高病原性で人にも重篤な疾病を引き起こす能力があることが、実験室段階でも、そして先ほど見てきたように東南アジア地域における犠牲者例からも証明されている。こんな例はほかのウイルス株ではない。

そして、同ファクトシートは、「鳥における感染の広がりは、人への直接感染の機会を増加させる。より多くの人が時間の経過とともに感染するならば、人が、人および鳥のインフルエンザ株に同時に感染する場合、人から人へ容易に感染伝播するために十分な人の遺伝子をもつ新たな亜種の出現のための『混合容器』としての役割を果たしうる可能性も増加する。そのような出来事は、インフルエンザの世界的流行の第一歩となるかもしれない」と警告している。

鳥との濃厚接触により直接感染している段階では、まだヒトインフルエンザに変異したとは言えない。そこから次の段階へ進む、つまりＨ５Ｎ１をはじめとするＡ型の鳥インフルエンザがヒトインフルエンザに変異し、人から人へ広く感染してパンデミックを起こすようになるには、二つの変異のありようがからんでいると考えられている。

一つは、抗原連続変異（ドリフト）と呼ばれるものだ。Ａ型インフルエンザウイルスは遺伝子的に不安定で、遺伝子複製の際にエラーが起きても修復する機能をもっていない。そこで、人や動物に感染したウイルスがその体内で複製する際に、エラーのまま新たな株に変異して置き換わることがある。この変異は定常的でふつうは小規模なものだが、これにより人の間で伝播しやすい性質をもつことがある。

もう一つは抗原不連続変異（シフト）と呼ばれるものである。ウイルスが増殖する際、Ａ型遺伝子の複製は八分節のＲＮＡそれぞれで独立に行なわれる。たまたま、一つの細胞に異なる二つのウイルスが同時に感染すると、一六本の遺伝子分節がプールされ、各分節ごとにどちらか一方を選択して再集合するので、その組み合わせは二の八乗倍、二五六通りになる。これにより、元のどちらのウイルスともまったく異なった新たな亜型ウイルスが出現しうるのである。

このシフトを促進する好条件と見られるのは、家禽やブタと人間が共生する環境だ。つまり、ブタはA型の鳥インフルエンザウイルスとヒトインフルエンザウイルスの両方に感染しうる。ブタが同時に両方に感染すると、宿主のブタが「混合容器」となって二つのウイルス由来RNAを混合させ、新たなウイルスをつくってしまう。この新型ウイルスの中には人に感染する遺伝子が元々入っているので、こうして人から人への感染が可能な新型ウイルスが登場することになる。このウイルスに対する免疫（抗体）をもっている人はいないので、大流行になる恐れがあるのだ。

このシフト促進の条件には、まさに現在のH5N1型ウイルス感染が広がっている中国南部から東南アジア一帯がドンピシャリである。そこには昔ながらの農村があり、家禽も飼っていれば、ブタも飼っており、それらを人が手厚く世話しているのである。だから、この地域がH5N1亜型の新型ウイルスの発生源として有力視されているのだ。さらに恐ろしいことには、最近は、ブタを宿主とせず、鳥インフルエンザに感染した人自身が「混合容器」になって新型ウイルスを生む可能性も指摘されている。

整っているパンデミックの条件

幸い、今のところはまだ新型への劇的な変異は起こっていないようだ。鳥インフルエンザが鳥類の中だけにとどまり、わずかに鳥と濃厚接触をした人だけに直接感染が見られる段階なら、感染鳥をすべて処分することにより、被害の拡大は抑えられる。といっても、感染を野鳥や渡り鳥が媒介している可能性も考えられるので、感染はかんたんに国境を越える。それでも、感染の発生地で徹底した押さえ込みをすれば、被害の拡大、拡散は防げるし、事実、防ぎえている。しかし、ひとたび鳥インフルエンザが鳥類の枠を越えると、問題は厄介だ。二〇世紀に三回経験した世界的大流行（パンデミック）の再来となる恐れが強まるのである。

一九一八年と一九年に大流行したスペインかぜでは、世界中で六億人の患者が発生し、二〇〇〇万〜四〇〇〇万人が死んだと見られている。鳥インフルエンザに由来するウイルスと考えられているが、病原や感染経路は解明されていない。二〇〜三〇代の元気のいい年代で死亡率が高かったこと、数カ月の間を置いて二波の流行が見られたことなどが特徴だ。年寄りや体の抵抗力がない人から重篤になる、というわけではなかったのだ。その後、一九五七年のアジアかぜ、六八年の香港かぜの大流行があり、どちらも全世界で一〇〇万人ほどの死者を出している。

これに続くパンデミックが「いつかはわからない」が「必ず来る」ことは、今や専門家の間で常識化している。医療水準も衛生環境も大幅に進歩した現代なら、二〇世紀に経験した三回の大流行と比べて被害も大幅に少なく押さえ込むことができると考えがちだが、専門家たちの予測はけっしてそう甘くはない。日本ではこんな見方をしている。

「（前三回の流行時と比べて）現在の医療供給体制は質・量ともに大幅に改善されており、また衛生環境も向上している。一方で、人口の増加と高齢化、基礎疾患を有する者の増加、都市への人口集中、高速大量交通の飛躍的発展など社会生活環境も大きな変化を遂げている。従って、一旦出現した新型インフルエンザは、より短期間に地球全体へ波及し、もし、予め適切な備えをしていなければ、かなりの健康被害が出現することを想定しておかねばならない」（厚生労働省の新型インフルエンザ対策に関する検討小委員会が〇四年八月に出した『新型インフルエンザ対策報告書』よ

り）

現代はけっしてプラスの材料だけではないのだ。人口が都市部に集中し、しかも日本では高齢化が進み、何らかの病気を抱えている人も少なくない。そして高速大量の人の移動が可能になっているので、人から人への飛沫感染、空気感染が始まれば、瞬く間に日本全国に広がるばかりか、数日間で世界中に広がるだろうと見られている。だから何より、今から適切な備えをしておく必要があるというのだ。

この検討小委員会は、廣田良夫大阪市立大学教授を委員長に感染症や獣医学、細菌、小児科医学、などの専門家をメンバーとし、〇二年一〇月から九回の議論を重ねて報告書をまとめている。そして、米国のモデルを用いて日本における被害者数の試算もしている。それによると、日本全国で医療機関を受診する患者数は約一七〇〇万人、入院患者数は約四三万人、死者は約一一万人という。

しかし、この試算の元になった米国モデルは低病原性、弱毒型のウイルスによる被害を想定しているので、H5N1のような高病原性、強毒型ウイルスで考えると、とうていこんな数字では収まらない。最悪のシナリオとして、重症感染者数二〇〇万～二〇〇〇万人、直接死亡者数一〇〇万～一〇〇〇万人という数字を挙げている人もいる（同小委のメンバーでもある田代眞人・国立感染症研究所ウイルス第三部部長の試算、『Medical Tribune 感染症版』二〇〇五年一月一三日）。

最悪のシナリオでは、死者数がヒトケタからフタケタも違うのである。単純にいえば、日本人の一〇人ないし一〇〇人に一人が死ぬというのだから、医療はもちろん、政治、経済からあらゆる分野で大混乱が生じるのは必至である。私たちが経験したことのない、未曽有の惨事が現出することになる。

対策はできているのか

このパンデミックに対する警戒は、ＷＨＯでも再三にわたり呼びかけている。今年五月にフィリピンのマニラで開いた国家間会議では、「ヒト―ヒト感染の可能性がある単発事例が一九九七年に香港で、二〇〇四年にタイで報告され、そしてカンボジアのいくつかの事例と、最近および以前のベトナムのクラスター（症例集積）ではそれを除外することはできなかった」と、指摘している。

そして、「いくつかの重要な疫学的特徴をもつヒトＨ５Ｎ１感染」が、〇五年一月から四月の間に北部ベトナムで発生しており、これが前年にアジア地域で発生した事例と異なることに注目する。これは、クラスターの間隔が延び、臨床症状のない感染が検出されるなどの特徴をもち、「疾患のパターンがヒト―ヒト感染の可能性に矛盾しない様式に変化したように見える」とし、「はっきりと異なる集団を形成しつつあるかもしれない」「ウイルスが進化し続けており、継続的かつ潜在的に増大するパンデミックの脅威を与えることを示している」と結論づけ、各国でパンデミック対策の準備に入るよう促している。もしかしたらもう、人から人への感染が始まっているのかもしれないというのだ。

具体的な準備については、七月にマレーシアのクアラルンプールでＷＨＯ、ＦＡＯ（国連食糧農業機関）、ＯＩＥが合同で開いた国際会議で「新国際戦略」を打ち出している。その戦略では世界的なサーベランスシステムで監視を強め、Ｈ５Ｎ１ウイルスに曝露する危険について農家などに対する教育の強化、ワクチンの開発促進などが中心課題とされた。

さて、問題はこうした対策が現実にどこまで進み、実効性がどの程度見込めるかである。ここから先は日本の現状に即して実態を見てゆこう。日本では先の小委員会の報告書でも、「新型インフルエンザへの対応の基本姿勢」を打ち出している。それは次のようなものである。

・新型インフルエンザの出現時期を正確に予知することは困難であり、また、新型インフルエンザの出現そのものを阻止することは不可能であると考えられている。

・新型インフルエンザが出現した場合には、その感染力の強さから、完全な封じ込めは困難であると考えられている。

・新型インフルエンザ対策の目的は、公衆衛生的介入により、パンデミック時における感染拡大を可能な限り防止し、健康被害を最小限にとどめるとともに、社会・経済機能の破綻に至らせないことである。

・そのためには、新型インフルエンザが出現する前に、事前の準備対策を講ずるとともに、出現後の具体的な取り組みを想定される状況ごとに準備しておくことが重要である。

まとめると、新型インフルエンザ出現の正確な予知は難しい、出現自体の阻止はできないし、封じ込めもできない、できるのは感染拡大と健康被害を最小限にとどめること——となる。何のことはない。ほとんど有効策がないということだ。このあたりを、専門家はどう見るのだろうか。

「確かに、出現阻止や封じ込めは非常に難しい。しかし感染拡大と健康被害を最小限にとどめるためになすべきことはたくさんあり、世界中の専門家が努力しています」

こう語るのは、国立感染研究所・感染症情報センター主任研究官の森兼啓太さん。報告書の見方は間違っていないようだ。だが、インフルエンザにはワクチンという切り札があるはずだが、ワクチンはどうか。新型である以上、それ用のワクチンはまだ存在しない。発生してからウイルスを特定し、それから大急ぎで新型用ワクチンの生産にかかることになる。森兼さんはこう見る。

「製造に六カ月はかかります。六〜八週間続く第一波の流行には間に合いません。第二波に間に合うかどうかです」

ワクチンは期待できそうにないのだ。はたして第二波があるのかもわからない。第一波だけでも、ワクチンなしでは大変なことになることは間違いない。となれば、第一波時からその被害をいかに最小に抑えこめるかが大事になってくる。次善の策として症状の軽減が見込まれるのが抗インフルエンザ薬の投与である。厚生労働省でも小委員会の報告書にもとづき、抗インフルエンザ薬の備蓄を今年度から五カ年計画で国と都道府県の手で進めている。森兼さんは、その効果についてこう述べている。

「抗インフルエンザ薬は、重症者への投与は遅すぎてあまり効果が見込めないようです。しかし初期段階での投与なら効果が期待できる可能性がありますし、感染患者のケアにあたる人の二次感染防止手段としても期待されています。つまり抗インフルエンザ薬が必要な人に確実に投与できるような体制を作ることが大切ですが、現時点ではそのような体制にはなっていません」

「ワクチンにしても、第一波を遅らせたりできるだけ小さく抑えることで、その恩恵にあずかれる人を増やすことができます。出現の兆しを一日も早く察知し、感染拡大を最小限に食い止める体制を整えておかねばなりません。」

抗インフルエンザ薬は重症になってからでは効果が薄いが、初期投与や医療関係者らの二次感染防止には役立ちそうだというのだ。第一波の流行には間に合わないワクチンにしても、抗インフルエンザ薬で第一波の出現や規模をできるだけ抑えこめば、ワクチンの活躍の幅がそれだけ広がるというわけだ。そのためにも、現在から体制をしっかり整えておく必要があると力説する。問題はその体制づくりがどこまで進んでいるかである。

流行時に対処するのは、地域の医療機関である。そこで、国も都道府県に準備を進めるよう要請している。これには「国が具体策を自治体に丸投げしている」という批判もあるが、それはさておいても、行動計画などを独自にとりまとめて具体的な準備に入った自治体は、まだごくわずかである。全国で最初に計画を作ったのが宮崎県で、今年一月、「新型インフルエンザ対応指針」をまとめた。その後、東京都や広島県などでも体制づくりを進めているが、宮崎県の指針内容は他よりもかなり充実している。感染症関係では、すでに炭疽、天然痘、ＳＡＲＳの三つと、さらに包括的なものの計四つの危機管理指針があるが、新型インフルエンザの流行は大規模災害の要素があるので、あえてそれ専用の指針づくりを行なったという。大災害になるという危機感があるのだ。

その内容は、危機管理レベルを〇（平常時）からⅦ（パンデミック時）までを設定し、それぞれのレベルに応じた管理体制を決め、情報収集・提供から検査や薬の投与、ワクチンの摂取など具体的な医療体制の整備と対応策までを規定している。ただし、今は県内七つの感染症指定医療機関にその趣旨を周知させている段階で、それもまだ全部をカバーできていない状態だそうだ。

こうした体制づくりとともに要請されるのが、抗インフルエンザ薬の備蓄である。切り札にはなりえないにせよ、ともかく流行当初に頼りにせざるをえないのが、この抗インフルエンザ薬だからだ。すでにある薬なので、その気になれば今すぐにも備蓄を始めることができる。では、その備蓄はどの程度進んでいるのだろうか。

いくつかある抗インフルエンザ薬の中で効き目が期待できるのは、ノイラミダーゼ阻害薬のリン酸オセルタミビル（商品名「タミフル」）である。これを五年間かけて国と都道府県の手で二五〇〇万人分備蓄しようというのが、国の方針だ。

タミフルは現状でも毎年のインフルエンザ用に使われており、厚生労働省によると、これだけですでに二〇〇〇万人分が確保されているという。メーカーはスイス国内の一社のみであり、日本は全世界の半分のタミフルを確保しているそうだ。となると、残る五〇〇万人分の確保が現実問題となる。これを国が六〇万人分、都道府県が四四〇万人を人口に比例する形で配分して備蓄する計画だ。国では初年度の今年、五分の一の量を確保するため、約一億六〇〇〇万円の予算を計上した。では、都道府県ではどうか。

最も対策が進んでいると見られる宮崎県では、タミフルの備蓄については「検討中です。来年（〇六年）度分の予算を要求することになってはいるのですが」（同県福祉保健部健康増進課）という状態だ。同県でさえこうなのだから、備蓄を始めた自治体は皆無と見て間違いないだろう。

備蓄がかんたんに進まないのには理由がある。というのは、タミフルが高価な薬であるのと、有効期限が五年間と限定されているからだ。億単位の金をかけて必要量を備蓄したとしても、使わなかったら次々と有効期限が切れ、その分を補充してゆかなくてはならない。使っても使わなくても、多額の費用がかかるのだ。自治体で備蓄が具体化しない背景には、こんな経済的事情が隠されているのだ。

ワクチン開発は進んでいるのか

これと似た事情が、ワクチンの開発にもある。新型インフルエンザ用のワクチンは事前に用意できないとはいえ、ただ手をこまぬいているわけでもない。新型ウイルスを想定したモックアップ(試作)ワクチンを用いた開発を行ない、これで薬事法にもとづく承認審査をあらかじめ受けておき、いざ新型が発生した場合にはWHOから配布されるワクチン製造用候補株を用いて迅速に製造・供給できるようにしておくのだ。

では、このワクチン開発はどの程度進んでいるのだろうか。日本でインフルエンザワクチンを製造している会社は北里研究所、デンカ生研など四社のみで、今、この四社が共同で新型ワクチンの開発を急いでいる。だが、この開発に国の補助が十分に出されているわけではない。ふつう新薬の開発には一〇〇億円単位の金が要ると言われている。インフルエンザワクチンにしても新しいものを開発するとなると、「治験をやるにして、各社で三〇〇〇人規模の対象者を想定すると、四社で一〇〜二〇億円はかかるでしょう」（駒瀬勝啓・北里研究所生物製剤研究所副所長）という。治験だけでもこんなにかかるのだ。

国からは「早くつくってほしい。できれば事前に多少の備蓄も」という催促がされているものの、治験用費用の補助などに具体的バックアップの話は、今のところ出ていないのだという。そうなると、民間企業としては経済面でのリスクを自分で背負わなければならなくなる。これもタミフル同様、開発できて事前に備蓄したのに空振りに終わるようなことになれば、その経済的負担は小さくない。こんなネックも抱えているのだ。

一方、開発そのものはどんな段階にあるのだろう。駒瀬さんはこう説明する。

「どんなウイルスが来るのかわからない、というのが大前提です。それと、H５N１はワクチンを作りにくい、つまり効果が低いと言われています。そこで、従来とは違う、新しい作り方を考えています」

インフルエンザワクチンの作り方には、これまで二つの方法があった。ウイルス粒子を壊してウイルスの外側に突き出ているタンパク質であるHAタンパク質だけを取り出してワクチンを作る方法と、それを壊さない全粒子のウイルスを使う方法だ。後者のほうが効果は高いが副作用も強いので、三〇年ほど前から前者に切り替えてきたのだという。

ところが、H５型は抗原性が弱いという情報があり、どちらの方法でも効果が期待できない可能性がある。そこで免疫付加物質（アジュバンド）を加えた第三の方法を開発する方針を固め、この製法の承認を得ようとしているのだという。二〇〇七年中に二回程度の臨床試験を全部終えてすぐに申請を出し、製造承認を得る予定という。製造に際しては、高病原性のH5N1株は、ワクチン生産の宿主に用いる鶏卵（受精卵）では増えてくれない。そこで毒性を弱める操作を行なわなくてはならず、余分な手間が増えるという。先はまだまだ長いのだ。

この新型ワクチンの試作品は、〇三年にベトナムで流行した時に採取したH5N1ウイルスをもとに英国で作った株をWHOを通じて入手し、すでに作られてある。とはいえ、それも一年以上たって抗原性が変化して無効になる可能性もあるという。それでも、こうしたワクチンの準備にまでとりかかっているのは、国際的に見てごくわずかな国でしかなく、日本は進んでいるほうだという。たとえば、米国の現状については、八月七日付けの『ニューヨーク・タイムズ』がこう報じている。

「国立アレルギー・感染症研究所長のアンソニー・S・ファウチ博士は、もしパンデミックになったらすでに試作したワクチンが緊急用として使えると発表したが、そのワクチンがさらにテストを重ね国の認証を受けて一般に提供されるまでには、なお数カ月が必要だろうという」

これに続いて、次のような見方も紹介している。

「ワクチンを手に入れたのは良いニュースだ、と博士は言う。だが、こうも警告する。――だからといって、必要とされる分を全部手に入れたということではない。今、大事なのは、よく知られているようなメーカーの不十分な生産体制で、十分な量のワクチンを作れるのかどうかということだ」

米国も日本も実態はそう変わらないようだ。それでも、ワクチンの開発やタミフルの準備が順調に進んだとしよう。そうすれば、パンデミック時になんとか対処できるのだろうか。駒瀬さんはこう見る。

「現在のインフルエンザワクチンの生産量は四〇〇〇万人分です。これは三種類のウイルスを含んでいますから一種類のウイルスで製造するパンデミックワクチンは三倍出来ることになります。一方、十分な効果を得るためには少なくとも二回接種が必要と考えられており、これらを単純計算すると六〇〇〇万人分が確保できる事になります。またアジュバンドを付加することで二分の一から三分の一程度に抗原量を減量できる可能性があり、その分生産量を増加できるとすれば一億二〇〇〇万～一億八〇〇〇万人分位は確保できる事になります。

でも、パンデミックが起きたら、ワクチンは早くても三カ月後くらいから出回りだすことになるので、第一波には間に合いません。しかし、例えばタミフルや治験に用いた試作ワクチンなどを初期発生地に集中的に投下する事が可能ならば、ウイルスの拡散を遅らせる事にある程度の効果が期待できるかもしれません。また時間が稼げればワクチンはそれなりの効果が期待できると思います」

第一波にはまにあわないものの、第二波から十分な量が確保できるし、第一波にしてもその拡散を遅らせる手はある、それには開発と備蓄がカギを握るというのだ。

だが、タミフルやワクチンの投与にはもう一つ、難問が控えている。当初は量が十分でないとしたら、あるいはタミフルも同様に量が確保できていないとしたら、誰に優先的に投与するかという優先順位づけの問題である。厚生労働省の小委員会では、四つの集団に類型化し、その中で「社会機能の維持の立場から見た集団」への投与を最優先すべきと考えられている。この集団は具体的には医療機関従事者らであり、その人たちへの手当てを優先することで感染の拡大を防ぎ、感染被害を小さなものにとどめようというのだ。

しかし、この優先順位についてはまだ専門家の間だけの議論にとどまっており、社会的なコンセンサスが得られているわけではない。場合によっては、重篤な罹患者にタミフルやワクチンを回せないという事態も、生じるかもしれない。はたして、私たちはそれで納得できるのだろうか。こんなことも含めて、より具体的な論議と検討が、国、地方自治体、医療機関などでなされておく必要があろう。

備えあれば憂いなし、というのは昔からある格言だ。だが、新型インフルエンザにかなりの危険度が増しているにもかかわらず、私たちの社会はまだ、そのための最低限の備えさえできていない。日本のマスコミは、鳥インフルエンザの流行を養鶏業の問題としてしか認識していないようで、人間への恐怖という観点からのニュース報道に接することは、日本ではほとんどない。秋風が吹けば、そろそろインフルエンザの季節も近づいてくる。はたして、このままでいいのだろうか。

［追記］

二〇〇六年七月末現在のＷＨＯの調べによると、Ｈ５Ｎ１型鳥インフルエンザに感染した人の確定症例数（二〇〇三年～）は、ベトナム、インドネシア、タイ、中国、エジプト、トルコ、アゼルバイジャンなど一〇カ国、二三二人に上り、うち一三四人（五八％）が亡くなっている。雑誌記事取材時（二〇〇五年八月）には四カ国、感染者一一二人、死亡者五七人だったので、この一年間に倍増したことになる。

なかでも注目されるのが、〇六年五月にインドネシア・北スマトラのクブ・センブラン村で確認された例で、一つ屋根の下で生活していた家族、親族七人が次々に鳥インフルエンザ感染で亡くなっている。七番目に感染し、六番目に亡くなった三二歳の男性は、十歳の息子を看取った二日後に発症している。息子を看病した際の濃厚な接触で感染したのではないかと見られ、ヒト―ヒト感染が疑われるというのである。

このヒト―ヒト感染が確認されたら今回の鳥インフルエンザ騒動では初めてのケースになるが、その後の報告は今のところない。これまでの例と同様、ウイルス自体に変異は見られないのかもしれない。しかし、万が一、ウイルスがヒト―ヒト感染しやすい型に変異したとなれば、パンデミックへの恐れが一気に加速する。この事例を私は、イギリスの『タイムズ』の電子版で知った（〇六年五月二五日付）。東京市場ではこの情報を受けてインドネシアをはじめ、周辺のタイ、フィリピンの通貨をドルに換える「パニック売り」が起きた、と同紙は伝えている。日本のメディアではきちんと伝えたのだろうか。すべてを検証したわけではないが、その鈍さが気になる。

第二章　広がるアスベスト汚染への不安

労災から環境問題へ――。今年（二〇〇五年）六月に大手機械メーカー「クボタ」（本社・大阪市）が公表した社員らのアスベスト（石綿）被害多発問題は、その後、周辺住民にも中皮腫（ちゅうひしゅ）や肺がんの患者発生が明らかになり、全国的な関心を呼んだ。さらに、私たちの身近な住宅建材や断熱材、電気製品、自転車のブレーキなどに今なおアスベスト使用製品があふれていることが次々と明らかにされ、アスベストはけっして工場やその周辺だけの問題ではなく、誰もが被災する恐れのある深刻な問題であることが改めてクローズアップされている。今回の騒動の発火点となった兵庫県尼崎市と、一九八〇年代にやはりアスベスト問題に火をつけた神奈川県横須賀市を訪ね、今後の課題をさぐってみた。

底知れぬ広がり

一〇月はじめの土曜午後、ＪＲ尼崎駅前の公民館で「中皮腫・アスベスト疾患・患者と家族の会」尼崎支部の設立総会が開かれた。同会（本部・東京）は昨年二月に結成され、これまでに関東、関西、兵庫などに支部を設けてきた。尼崎に支部を設けたのは、六月のクボタ騒動以来、兵庫県内の相談が急増したためである。

集会には、中皮腫やアスベスト肺などの患者や家族ら九〇人ほどが、集まった。多くはクボタがらみであり、中皮腫で亡くなった人の遺族が多かった。工場内の罹患者は労災認定の対象になるので、この日の参加者たちは労災被害の関係者ではない。新たな問題として注目されている、クボタの工場から外へ飛散したアスベストによる環境被害が疑われるケースの人たちなのだ。世話人の古川和子さんは、参加者たちの思いをこう語る。

「家族がどうして亡くなったのか、真相を知りたい気持ちが強いですね。奈良県立医大の調査でも、クボタの旧神崎工場（尼崎市）を中心に円を描くと、クボタに近い地区ほど患者数が多いことが明らかになっています。クボタは、診断書と居住歴を添えて申請して認められた人には二〇〇万円の見舞金を出しています。でも、クボタが社内で独自に出している被害者への補償額は三〇〇〇万円近いのです。工場の塀を一つ隔てて、外の人が何も救済されていないのは不条理です。会として、クボタと行政に救済を求めてゆきます」

集会では、小グループに分かれて語り合った。応援にかけつけた関西や兵庫支部の会員たちが中に入り、心をほぐしながら参加者たちの悩みを引き出した。夫や父親など男だけでなく、母を、妻を、きょうだいを亡くしたといった訴えが多く、これは環境曝露被害の特徴なのだという。労災よりも多様な人たちが被災しているのだ。

若くして亡くなった人もいる。

一〇年以上前に三三歳で中皮腫で亡くなった人は、生まれたのが一九五七年。旧神崎工場が石綿パイプの生産を始めたのが五四年なので、工場の近くに住んでいたこの人は生まれた瞬間からアスベスト粉塵を吸っていた可能性がある。中皮腫の発症まで三〇～五〇年の潜伏期間があるので、「計算が合うでしょ」と古川さんは言う。

だが、こうして亡くなった人たちも、これまでは病名を隠されてきた傾向がある。珍しい病気なので、「クボタの問題が出るまでは、近所の人が中皮腫で死んでも知らなかったし、当の家族も言わなかった」（古川さん）という。あるいは、中皮腫自体が医師にも知られてなく、他の病気と間違って診断された可能性もある。そんな場合には、中皮腫の罹患を証拠立てる石綿小体や胸膜肥厚斑などの所見があるかどうかは、後で調べようがない。こうした潜在的犠牲者も少なくないとみられる。

実は古川さん自身も、夫を中皮腫で失っている。

夫は関西電力の火力発電所の下請け業者で、配管や溶接の仕事をした。作業にアスベストクロスを用い、構内では保温用のアスベスト断熱材がいたる所で使われていた。二〇〇〇年一月、夫が急に息苦しさを訴えた。自覚症状がまったくなく、前年のレントゲン撮影では異常がまったくなかった。ところが、発症時には右肺に胸水がたまり、レントゲン写真は三分の一が真っ白だった。「あまりに突然のことで、びっくりしました」という。

胸水を抜いたら真っ赤な水が何リットルも出た。三月に近畿大学付属病院で「中皮腫」と告知され、「治療法はありません。この夏も越せるかどうか。……お正月はありません」と言われた。

労災申請をしたが不支給とされ、審査請求しても棄却された。再請求をしたら、〇一年二月、急転して認定された。だが、その一カ月後、夫は帰らぬ人となった。

自身のこんなつらい体験から「患者と家族の会」に参加した古川さんは、アスベスト被害を放置してきた企業や国の姿勢に強い憤りを隠さない。

「五〇年の潜伏期間があるとしたら、クボタが七〇年代半ばに毒性の強い青石綿の使用を中止していますが、今後一五年してから発症する可能性だってあるのです。ベビーパウダーにもアスベストが含まれていて、私は知らずに自分の子供に使っていた。アスベスト汚染は明らかに公害であり複合曝露となるので、中皮腫患者はすべて救済すべきです。もともとの責任は、三〇年以上も前にアスベストの有毒性を知っていながら知らぬふりをしていた国にあります。エイズや水俣よりも、もっと大きい問題だと思います」

そして、こう付け加えた。

「薬の開発をしてほしい。治らない病気だから、みな不安なんです。これまで薬が開発されなかったのは、〝忘れられた病気〟だったからです。何十年も経ってから発症し、しかも数が少ないから、放ったらかしにされてきたのです」

今は、中皮腫は不治の病である。発症したら数年の余命しか見込めない。こんな厳しい状況に、何の前触れもなく突然、患者本人と家族が直面させられるのである。経験者ゆえの重い指摘である。

なぜクボタは突然公表したのか？

クボタが六月に社内の被災状況をマスコミに公表した時、その潔さを評価する声がある一方、「恐るべき企業犯罪」として厳しく糾弾する声もあった。マスコミの表面的な報道だけでは、なぜあの時期に突如、クボタが社内の丸秘資料を公表したかがわからない。実は、クボタがそこまで追い詰められていたのが、真相のようだ。それには、あるテレビ番組制作者と古川さんらの地道な働きかけがあった。次のような経緯だ（以下の内容は『関西労災職業病』二〇〇五年八月一〇日号による）。

二〇〇三年末から二度、ＮＨＫラジオがアスベスト問題を取り上げた。この放送を聞いた制作会社「ドキュメンタリー工房」の社長が関心をもち、同社の女性ディレクターＮさんが取材を始めた。Ｎさんは古川さんを訪ね、中皮腫患者が兵庫医大病院に多くいると知らされる。病院で取材できた女性患者のＤさんはどこでアスベストに曝露したのか不明だった。新幹線のウェイトレスや夫と始めたたこ焼き屋をやっていたＤさんは、アスベストとの関連がない。そこで、古川さんと、尼崎市議（当時）の飯田浩さんに相談して資料や地図を調べるうちに、Ｄさんが通った小学校のすぐ近くにクボタの工場があることに気づく。

古川さんは工場周辺の聞き込みを始める。小学校の北隣のガソリンスタンドにたまたま入った古川さんは、従業員からスタンドの女社長Ｍさんが肺がん（中皮腫）だと聞きだす。Ｍさんに会うと、Ｍさんは以前からクボタに強い疑いをもっていた。こうした経過が二〇〇五年一月、テレビ朝日の「報道ステーション」で放映され、さらに内容を拡大してドキュメンタリー番組「終わりなき葬列」として一月二九日深夜、地元の朝日放送で放映された。

これを、Mさんの近所に住み中皮腫にかかった男性Aさんの知人が見ていて、内容をAさんに知らせた。Aさんも病気とクボタの関わりに疑念を抱いており、すぐにMさんに連絡した。こうして、クボタの工場近くに住んでいた以外に原因が見当たらない五〇～七〇歳代の悪性胸膜中皮腫患者三人が、顔をそろえることになる。となれば、クボタを追及するしかない。そこで、飯田市議がクボタ出身のY市議に相談し、三月からクボタの担当者との折衝が始まった。当初、クボタ側は難色を示していたが、突如、情報開示と患者との話し合いに応ずることになり、二〇〇万円の見舞金を六月三〇日に支払うことになった。

その前日の二九日、この動きをかぎつけていた『毎日新聞』が、クボタ社内でアスベスト関連病で一〇年間に五一人の死者を出し、工場の周辺住民五人も中皮腫にかかり、生存している三人には見舞金の支払いを検討中という内容の記事を、夕刊でスクープ報道した。その後、クボタをはじめ、アスベスト関連企業の内部情報開示などが続き、全国問題へと急展開していったわけだ。

こうした経緯を機関紙に書いた筆者の片岡明彦・関西労働者安全センター事務局次長は、クボタを追い詰めた要因をこうまとめている。

「もっとも決定的な要素は、患者と家族の会の活動、地道なマスコミ取材、そして何よりも三人の患者さんの決意だった。情報を開示し見舞金を払ったクボタの主観的判断は重大だったが、クボタが『早期』に開示した『事実』は、いずれは暴かれ、責任追及にいたるのは、三人が決意した限りはもはや時間の問題だったのである」

被害者自身が立ち上がった、それを「患者と家族の会」が支え、マスコミが息の長い取材でフォローし続けた、その成果があの発表だったのだ。水俣の歴史も然り、他の公害の歴史も然り。企業や国の重い腰をあげさせ、そのおぞましい隠蔽体質を打ち破るには、被災者たちのぎりぎりの抗議活動がどうしても欠かせないのだ。

住民の中皮腫患者とクボタの仲立ちをした飯田浩さんに、尼崎市内で会った。飯田さんは今年六月まで四期一四年間務めた尼崎市議を引退、今は尼崎労働者安全衛生センター事務局長をしている。尼崎に三〇年以上、それも当の旧神崎工場があった近くに住む人間として、苦しい胸の内をこう語る。

「クボタの職場内で被害者が出ていたことは知っていました。でも、古川さんから環境被害の話をもってこられた時には、〈あってほしくない〉と思いました。尼崎は公害の町として知られ、工場から出る硫黄酸化物の汚染問題をがんばって克服してきた。そこへ、また公害が発生というのです。知ることはつらいことでした。工場の横に古い公営団地があり、住民ががんで死んでいるという話はありました。でも、クボタとは関連づけていなかった。私自身、環境被害が出ているとは考えていなかったのです」

飯田さんは市議として、地元の健全な発展を願ってきた。一九六〇年代の高度経済成長期のピーク時には、市の人口が五五万人を数えた。九州や沖縄から労働者を集めて発展し、その過程で公害を発生させた姿は、首都圏の川崎市とよく似ている。その人口が、今や四六万人にまで減った。斜陽の町で飯田さんは「町を生き返らせ、魅力ある町にしたい」と活動してきた。だから、古川さんからもたらされた話に、大きな衝撃を受けたのだ。

クボタとの折衝で、クボタは最初、石綿管をいつの時期に作っていたかというデータしか出してこなかった。「これでは意味がない」と憤る飯田さんに、クボタ出身市議も賛同し、「こういう会社は二一世紀に生き残れないと思う」ときちんとした情報開示を熱心に迫った。その末の開示だった。二〇〇万円の見舞金については、三人の患者とじっくりと話し合い、受け取ると決めた。かつて水俣病の問題で、チッソが死者に五〇万円などという屈辱的な見舞金を出して患者・遺族の口封じをした例がある。そんな悪しき先例もあるが、クボタは見舞金を「見舞金以上でも以下でもない」と明らかにしている。この見舞金を飯田さんは高く評価する。

「大きな意味があると思います。クボタは住民の中皮腫と工場との因果関係を認めているわけではない。だけど、見舞金の支払い内規に『本人の職業歴で過去に石綿を取り扱ったことがなかった方』『当社の使用する石綿粉じんを継続的に吸引した可能性があると思われる方』という対象者の判断基準があります。石綿粉じんが工場外にもれたことを基本的に認め、公害発生の可能性も認めているのです。この内規ができたことで、結果的に患者の発掘にも結びついた。亡くなった子供の恨みを晴らしたい、真相をはっきりさせて決着をつけたいという患者・家族たちの声が、クボタに届く手立てになっているのです」

この見舞金（死亡者には弔慰金）は一〇月二十四日現在、四九人（四一人死亡）が申請し、二六人（二〇人死亡）に一律、二〇〇万円が支払われている。残り二〇人が回答待ちで、三人は内規の「工場周辺一キロ以内の居住歴」という基準から外れるとの理由で拒否されている。しかし、一キロ以上離れている居住歴の人の中には、クボタ以外に石綿粉じんの発生源がなかったり、通勤経路がクボタの前だという例もある。こうした例をどこまで認めるかは、患者側とクボタ側で考えの違いがあるようだが、三人の患者があげた声が同じ境遇の人たちを力づけたことは間違いない。

被害の実態が次第に明らかになり、名乗りをあげる患者・家族が増えるにつれ、裁判闘争で損害賠償を求めようとする動きも出ている。三〇〇〇万円前後といわれるクボタ社内の上積み補償と見舞金との大きな格差に、割り切れない感情もあるようだ。今後の動きについて、飯田さんはこう見る。

「因果関係を科学的に追求してゆくと、不可知論に陥る恐れがある。でも、これは蓋然性の問題です。疫学的にクボタの疑いが大きくなれば、補償するのがいい。水俣みたいにズルズルと長引かないよう、クボタには強く望みます。生きている人たちは、自分の死を覚悟しながら世間に訴えているのです。この人たちには生きている間に決着をつけてあげたいですね」

こう語る飯田さんの口から、「悲惨」という言葉が何度も聞かれた。何重もの意味で、これは悲惨な事件なのだという。

「クボタの石綿関連工場で一〇年以上働いた人の半分が石綿関連の疾病にかかり、四分の一が亡くなっています。こういう工場労働はほかに考えられない。こんなに死者が出ることには、茫然自失です。相談で聞くと、病気自体が非常に苦痛を伴うのですね。死んでもなりたくない病気、と言えるほどです。病気の治療法を確立していかないといけません。患者の寿命が限られていることが、より悲惨さを増しています。申請後に亡くなった人は四〇代がいちばん多く、五〇代まででで七割を超える。子供のころから被曝し、突然、宣告を受けるのですから、ショックです。旧工場の周辺では、大きな不安を抱えている人が多いですよ」

周辺住民の不安

翌日、大阪のクボタ本社で入手した資料で、被災状況を確認しておこう。

同社で石綿を扱っていた工場は全国に八カ所あるが、石綿被害者は旧神崎工場と小田原工場に限られ、九割以上は前者で占めている。一〇月一二日現在、石綿関連病の患者は一七七人、うち死亡者は七六人（中皮腫四三人）、療養中が一八人。旧神崎工場では、青石綿と白石綿を混合して作る石綿パイプと、白石綿のみの住宅建材を製造していた。被害者が目立つのは石綿パイプ部門だ。一〇年以上従事していた社員が二五一人おり、住所不明の三〇人を除くと、二二一人のうち一二〇人（五四％）が石綿じん肺、悪性中皮腫、肺がんなどにかかり、うち六一人（二八％）が亡くなっている。飯田さんはこの数字を問題にしたのだ。

同社が白石綿を使い始めたのは一九五四年で、青石綿は五七年から。毒性の強い青石綿は七五年まで用い、ピークは六八年の約七六七〇トンだった。白石綿は二〇〇一年まで使用が続けられ、ピークは八一年の七万一四〇〇トンに上る。青石綿は使用中止からちょうど三〇年であり、被害者が今後も出てくることはまちがいない。また、心配なのは下請け労働者の被害だ。これまでに、原料の積み下ろし、汚泥かすの処分などに従事していた四人が石綿疾病で死んだことが確認されているが、こんな数では収まらないだろう。下請け・孫請けは雇用関係が複雑で労働者も流動的であり、石綿疾患が退職から相当後に出てくることもあって、正確な実態はつかめない。とても気になるところである。

同社の取材では、広報室の担当課長二人がていねいな対応をしてくれた。だが、テープ録音を断るなど、クボタ全社が神経をぴりぴりさせている様子も伝わってきた。工場外で話題になっている、クボタ社内の上積み補償について尋ねてみたが、「あくまで社内の規定ですので」と具体的数字の公表を拒まれた。わずかに、石綿疾病患者への補償制度が在職者は一九九〇年から、退職者は九二年から制定されたことだけを教えてくれた。

年次別の死亡統計を見ると、それまで毎年一〜二人だった死亡者が九一年に七人へ急増している。この前後から社内で石綿問題が取りざたされだしたことがうかがえる。飯田さんの話にあるように、クボタ内部で被災者が出ていたことは専門家の間で常識化していたという。だが、クボタはこれを一切、外部には明かさず、内部の補償制度で内密に処理していたのである。この制度制定からも、すでに一〇年以上がたっている。

その実態がようやく社外に明らかになり、周辺住民の不安は一気にふくれあがった。不安は、尼崎市が実施している住民健診にもはっきり表れている。同市は年間七〇〇〇万円の予算で、八月中旬から毎週火曜と金曜に住民のアスベスト健診（胸部レントゲン撮影と問診）を行なっている。受診者が減っても他の健診に併設させ、エンドレスで続けるという。潜伏期を考え、長期の取り組みが必要と判断してのことだ。

一〇月七日現在、四五〇人が受診。アスベストとの関わりは、職業上一〇五人、居住二〇七人、両方五三人、その他（漠然とした不安、通勤・通学、建材で使用、工場近くで遊んだり製品に触れたりなど）八五人となっている。アルバイトでクボタに勤めていた、出入り業者だった、運転手として石綿を運んだ、大工やとび職、解体業で石綿を扱ったという人たちや、工場周辺に住んでいてセキやタン、胸痛を訴える人もいた。

健診は呼吸器科の専門医二人にダブルチェックしてもらう念の入れようで、一四二人が「要精密検査」と診断された。内訳は、胸膜肥厚七七人、胸水一〇人、プラーク二五人などだ。この人たちには兵庫医大、関西労災病院など四つの病院を紹介し、これまでに四九人の精密検査結果が出ており、要治療者は一人、六カ月後に再検査する経過観察者は二三人、異常なしが二五人だった。

また、電話相談も受け付けており、六月三〇日から一〇月一一日までに八一〇件もの相談が寄せられている。中皮腫で亡くなった人の遺族が補償問題を尋ねてきたり、下請けやアルバイト、周辺住民らが問い合わせてきている。尼崎保健所の橋本利和健康増進課長によると、「自分はいま健康だが今後大丈夫だろうか、という不安の訴えが大部分です」という。住民の不安は、まだまだ収まりそうにない。

横須賀の造船労働者のアスベスト禍

尼崎から戻った私は次に、八〇年代にアスベスト問題の発火点となった横須賀市を訪ねた。クボタ問題の発端がマスコミ報道だったのと同様、横須賀もある報道がアスベストを一気に社会問題化させた。二つの新聞記事である。

一つは、一九八二年五月八日付の『読売新聞』朝刊に載った「石綿肺がんの恐怖」「五年で三九人が死んでいた横須賀」「基地や造船関係　共済病院の追跡　全国に潜在患者か」という見出しが縦横に走るショッキングな記事である。これは横須賀共済病院の三浦溥太郎医師（現・横須賀市立うわまち病院副院長）が調査した結果を紹介したものだ。

調査によると、同病院に過去五年間に入院して死亡した患者のうち病理解剖された八四八人の肺の切片標本などを調べ直したところ、肺がん患者が一一三人おり、うち三九人が石綿粉じんによるものだった。患者は、戦前の海軍工廠、戦後の米軍基地、民間造船所などで溶接や塗装、配管工事などに従事していた人たちである。石綿とじん肺、肺がんとの関係を、大量患者の発生という動かぬデータで実証したのだ。港町・横須賀は戦前から造船の町であり、その労働者たちに集中して石綿被害がでていたわけで、他の造船業をかかえる全国の町にも波及する問題として大きな反響を呼んだ。

もう一つの記事は、一九八六年一〇月七日付の『神奈川新聞』朝刊に載った「発がん物質アスベスト、公道に一・五トン不法投棄！」という見出しの記事である。八六年春、米軍の第七艦隊空母ミッドウェーが横須賀基地内のドックに入り、半年にわたる大補修工事を行なった。その際に出たアスベスト廃棄物を公道に捨てていたのだ。捨てたのは零細な下請け業者で、その後倒産し、社長は行方不明という有様だった。この問題は市議会で取り上げられ、市は緊急に対策検討委員会を設置、国に法整備を働きかけることになった。

このミッドウェーの補修工事については、神奈川労災職業病センターでも「基地内のアスベスト廃材を一般ごみに混ぜて搬出している下請け業者がある」との話を聞きつけ、廃棄物ルートの追跡をしていた。当時の同センター所長が「公害Gメン」として名を馳せた田尻宗昭さんであり、次のねらいをアスベスト問題に絞っていたのだ。「とにかく現場へ行くんだ」という田尻さんの一声で始めた追跡で、驚くべき事実が明らかになる。追跡を実施した西田隆重・同センター事務局長は、こう振り返る。

「基地内でアスベストを赤い袋に分別して集めるのですが、中間の処理施設で粉々に砕かれ、最終処分地ではほとんど野放し状態でした。中間処理場では作業労働者も周辺住民もアスベスト粉じんに曝露されたはずです」

形だけ分別収集はされても、基地を一歩出れば、破砕されて他のごみに混ぜられていたのだ。安定型処分場の最終処分地では、廃棄物はガラス、金属、プラスチック、廃材などにしか区別されておらず、アスベストは野放しに近い状態だった。さらに、この追跡で市が公表した最終処分地の一つが二年前に閉鎖され、ミッドウェーから出たアスベストは遠く千葉県佐倉市の処分地に運ばれていたことも判明した。そこで、赤い袋の片鱗をほとんどとどめないアスベストごみを、西田さんらが発見したのである。それから横浜市内の中間処理施設に急行し、ユンボで赤い袋を砕き、粉じんを撒き散らす現場も目撃している。

この二つの〝事件〟に共通するのは、造船労働者とアスベストとの関わりだ。その後、横須賀ではアスベストで病気になった造船労働者や遺族らの手で二つの裁判が起こされている。いずれも横浜地裁横須賀支部に提訴したもので、元従業員らが住友重機械（旧・浦賀ドック）を相手どった「横須賀石綿じん肺訴訟」と、米軍基地従業員らが日本政府を相手どった「米海軍横須賀基地石綿じん肺訴訟」である。

住友を被告とした訴訟は第一次と第二次があり、八八年七月にじん肺患者の退職者八人が提訴した第一次訴訟は九七年三月に和解が成立。総額一億四〇〇〇万円の賠償金を得て、造船業界で初の退職者のじん肺補償制度を確立した。〇三年七月提訴の第二次では、元従業員のじん肺患者一一人に中皮腫で亡くなった三人の遺族も原告に加わり、現在も係争中だ。

一方、米軍基地訴訟は三次にわたり、いずれも解決している。第一次は九九年七月に基地労働で石綿じん肺になった患者一二人が国を相手に訴えた。基地従業者は日本政府が雇用し、米軍が使用するという特殊な雇用形式をとっているからである。この裁判は二〇〇二年一〇月に原告側が勝訴し（時効対象者二人は控訴審で逆転敗訴）、判決では国が「対策推進義務」を怠っていたことが厳しくとがめられた。第二次は〇二年五月に提訴、〇四年一一月に時効対象者一人を取り下げ、他の二一人につき和解が成立。第三次は〇三年七月に提訴、〇五年五月に原告一一人全員に和解が成立している。

三次にわたる裁判で原告となった被災者は四六人。一九八〇年頃から退職した、大正生まれの人が多い。石綿じん肺の所見がある人は管理二（じん肺は所定の健康診断の結果により、じん肺の所見がない管理一から、X線写真の像の型と肺機能障害の程度に応じて管理二～四まである）が三七人、管理三が二人、いちばん重い管理四が四人。このうち、石綿肺に合併して中皮腫に罹患した人が一人、肺がんが三人いる。職種は、ボイラー、タービン、板金、船大工などが多いが、管理者として船内を見回った人、アスベスト倉庫の管理をしていた人、運転手もいた。判決と和解の慰謝料の賠償水準は、管理二の合併症で一四〇〇万円、同管理三で一八〇〇万円、死亡二五〇〇万円であり、数多いじん肺訴訟の中でも最高水準のものだった。

この基地訴訟をずっと担当してきた古川武志弁護士は、「この裁判が横須賀の運動の集大成」と言い、次のように振り返る。

「第一次訴訟で国は責任を全面否定しましたが、判決で国の責任が認められました。こちらは基地内の海軍工廠の従業員向け広報誌を事前に集めていて、七八年から米軍がアスベスト・コントロール計画を始めたが、それ以前は無対策だったことをかなりはっきり立証できたからです。日本の法律があっても、〝治外法権〟みたいなものだから、あまり守らなかったのです」

この計画は、米国内の同種訴訟で米軍が次々と負けたのを受けてできたものだ。かなり遅れて横須賀基地に導入され、ようやく一九八〇年に基地内でじん肺検診が広く実施されるようになった。しかし、日本では七一年に石綿取扱者に年二回の検診を義務づける規則ができている。八〇年前後に労基署が基地内に立ち入り検査に入ったことも、検診拡大の後押しをしたという。それまでは、まるで対策がとられていなかったのだ。

「被災したのは、船内にいた人全部と言っていい。補修する船は、朝鮮戦争やベトナム戦争でおかしくなった第七艦隊の船です。修理期間が限られ、徹夜作業になります。船内、特にボイラー周りは暑くて、中に入ると三〇分間で汗がどっと出て、それからは出ない。水を飲んで塩をなめて作業したそうです。危険を知らされていないので、アスベストの布にくるまって仮眠をとったり、マスク代わりに口の周りに巻いて作業していています」

訴訟ではこんな労働実態も明らかにした。第二次、第三次では、裁判所が強く和解を勧めてきた。判決の〝見本〟が第一次で出ているので国も従わざるをえず、スムーズに和解が成立することになったという。

横須賀のこうした運動は、その後、さまざまな形で反アスベストの活動に結実している。古川弁護士は「横須賀で始まった運動が全国に広がり、患者同士も手をつなぎだした」と言う。尼崎に支部ができた「中皮腫・アスベスト疾患・患者と家族の会」もここから始まったし、「中皮腫・じん肺・アスベストセンター」と「じん肺・アスベスト被災者救済基金」という組織も立ち上げ、地道な活動を続けている。基金では毎年七月、「じん肺・アスベスト健康被害ホットライン」という電話サービスも三日間、開設している。

今年のホットラインには、三日間で五〇〇件を超える相談が全国から寄せられ、夜まで電話が鳴りっぱなしだった。尼崎ショックの影響だ。アスベストを使用した住宅建材についてが多く、中皮腫の相談も八〇件に上った。この相談を担当した一人が前出の西田さんである。その西田さんが九月から一〇月に沖縄へ三度も出張した。やはり米軍基地を抱える沖縄で、基地退職者に石綿肺がん患者が数人も出ており、その相談に乗ってきたのだという。この人たちはランドリーのボイラー修理に携わっていたそうだ。石綿肺の労災認定は沖縄ではまだ一件もないが、これから増える恐れがある。横須賀の経験が、こんなところにも生かされようとしているのだ。

対策は十分なのか

さて、アスベスト問題を考えるうえで重要な町を二つ見てきた。横須賀では造船労働者たちがずさんなアスベスト管理の犠牲になったこと、アスベストの廃棄処分が実にいい加減だったこと、尼崎ではクボタ工場内部でひどい被災があったのに内部でひそかに処理し、それが明るみに出ると被害は周辺住民にまで及び、不安を増幅させていることを知った。八〇年代にあれほど騒がれたのに、私たちはいつしかアスベスト問題は解決済みと思い込んでいた。しかし、現実はそうではなかったのだ。

これから全国各地で始まるだろう建築の解体で、作業者や周辺住民の安全はきちんと確保されるのだろうか。子供の通う学校は安心なのだろうか。家庭のアスベストはどう処理すればいいのだろう。来年の成立を目指す「石綿新法」は健康被害者の救済を目的としており、これら氾濫しているアスベスト製品の処分については、何も教えてくれない。

環境省は、アスベストによる中皮腫と肺がんで今後五年間に最大一万五〇〇〇人以上の死者が出ると試算している。人口動態統計の中皮腫死者と石綿輸入量の推移をもとに中皮腫の潜伏期間を四〇年とみて推計した結果であり、今後は毎年犠牲者が増え、〇六年以降は毎年一〇〇〇人以上が死ぬとみている。また、村山武彦・早稲田大学理工学部教授らの試算（『ノンアスベスト社会の到来へ』かもがわ出版、所収論文）によると、悪性胸膜中皮腫の死亡者は二〇〇〇年～二〇三九年の四〇年間に一〇万三〇〇〇人に達し、二〇三〇年から三四年の五年間がピークになるという。さらに、厚生労働省が一〇月八日に発表した人口動態統計では、〇四年に中皮腫で死んだ人は九五三人に達し、九五年からほぼ倍増している。

こうした数字だけをみると、ぞっとさせられる。だが、これらの数字はいずれもすでに発生したアスベスト汚染によるものである。今後の新たな汚染は別問題だ。今後の私たちの危険を、どう判断したらいいのだろう。相模女子大学芸学部の安達修一助教授（公衆衛生学）は、次のように見る。

「たしかに中皮腫の死者数は増えています。でもこれは、病院で中皮腫ときちんと診断される例が増えたことや、日本の高齢化の影響もあります。高齢化の要素を考慮した年齢調整死亡率で見なければならないでしょう。がんによる死亡者数は年々増えていますが、年齢調整死亡率はダウンしているのです」

見かけの数字だけで大騒ぎをしないようにという主張である。むしろ安達さんは、冷静さを失って騒ぐマイナス面を心配する。

「いちばん心配なのは、非常に厳密な処理方法を規定する法律の網がかけられ、高額な処理費用がかかることをおそれて、隠れてアスベストを処理することです。雑居ビルなどでいい加減な処理をされたら、リスクを高めてしまいます。責任をもってこの問題に対処できるだけの法的な根拠、予算、人材が役所には不足していますからね」

たとえば、従来はアスベストは労災がらみで労基署が担当していたが、今は環境問題とされて保健所も住民の声に対応している。しかし、その法的裏づけはまだないというのだ。そうしたなかで「かけこみ工事」がはんらんすれば、作業者が被曝し、環境にアスベスト粉じんが飛散し、アスベスト廃棄物がいいかげんに処理される恐れがあるのだ。そこで、安達さんは「リスク・コミュニケーション」の必要を説く。

「アスベストの環境リスクは、行政や業者の責任で解決させることのできない段階になっているのではないでしょうか。飛散しそうな現場があってもすべてを見回ることは無理でしょう。現実には責任のもって行き場がないのです。であれば、リスクに関わるすべての人たちが知恵を出し合うことが必要です」

安達さんは、リスク・コミュニケーションの好例として、一九九九年に改築工事が行なわれた東京都文京区内の保育園の例をあげる。

この工事で吹きつけアスベスト（青石綿）がはく離され、工事停止までの一四日間に園児一〇八人、園職員三九人らが曝露してしまう事故が起きた。事前説明会では工事担当者からアスベストは使われていないと説明があり、後に訂正されたという経緯もある。事故後、専門家による委員会がつくられ、工事の再現実験が行なわれ、曝露推定値が出された。その結果、園児たちは最悪の想定で、一般人が生涯に曝露するリスクと同程度のリスクを負った、つまり生涯リスクが二倍になったと推定されている。

この事故をきっかけに、文京区では父母たちが学校にまかせっきりにしない、学校や営繕担当者も自分たちの問題としてリスクをきちんと考える機運がでてきたという。つまり「何とかしてよ」から「何とかしようよ」という気持ちになってきたのだという。安達さんはこう提言する。
「アスベストが生活のいろんな所に入ってきています。ドライヤーやボードにアスベストが見つかったとき、どこへ持って行ったらいいのか、まったくあてがありません。処理にお金がかかるのも、リスクの一つです。アスベストもダイオキシンなどと同様、さまざまなリスクの一つとして、総合的な視点から見るべきです。一人ひとりがそうした意識をもち、知恵を出し合うべきです。厳しい法の網をかけたはいいが、ヤミでいい加減に処理されてしまうのでは困る。その間を埋める現実的な処理法の選択肢を残してほしい。完全密封下での処理だけでなく、アスベスト繊維自体のリスクを下げる処理方法も一つでしょう。そうした声を、私たちがあげていくことが大事です」

つまりは他人事ではない、当事者意識をもって自分たちで解決していかなくてはいけないのである。ずさんな管理が横行した労災とは異なり、身の周りのアスベストはきちんと管理し処理すれば、悲惨な被災には結びつかず抑えこめるはずである。ただし、行政任せにしたらどうなるかはわからない。とんでもない負の遺産を社会全体が背負い込んでしまったものだが、その征圧には私たちみんなの知恵と連携プレーが要求されているのだ。

［追記］

クボタの問題は事態が流動的な段階での取材だった。この後に判明した同社の元従業員らの石綿関連疾患による死亡者は三三人増え、全部で一〇九人になった（〇六年五月現在）。周辺住民への被害救済についてはクボタ側が積極的な姿勢を見せ、〇五年一二月末、クボタの幡掛大輔社長は中皮腫の患者や家族と初めて会い、工場から飛散した石綿による被害の可能性と責任を認めて謝罪、「従業員と差がない補償」をすることを約束した。〇六年四月には、患者や遺族に一人二五〇〇万～四六〇〇万円を払う救済金制度を創設すると発表、同制度の対象も原則、工場から半径一キロ以内だがそれより離れていても患者側との話し合いで柔軟に対応する姿勢を明らかにした。

石綿で健康被害を受けた住民に因果関係を問わずに救済金を払う、この「クボタ方式」は、石綿業界の他社にも影響を及ぼし、〇六年五月、石綿業界の代表格であるニチアス（東京都港区）と子会社の竜田工業（奈良県斑鳩町）も、ニチアスは最高三〇〇〇万円、竜田工業は同二〇〇〇万円を被害者に支払う救済金を設けた。

これは歓迎すべき動きではあるが、石綿を扱っていた企業は中小・零細が多く、すでに倒産や廃業した例も多い。現存する企業で救済金制度を設けたのは、今のところ、この三社だけである。救済金によって補償されない工場周辺の被害者には、〇六年二月に成立・公布された「石綿健康被害救済法」によるのが唯一の補償となる。だが、患者には自己負担分の医療費と、月に約一〇万円の療養手当てが支給されるにとどまり、遺族への弔慰金はわずか二八〇万円で企業補償の額とは一ケタ違う。中皮腫や肺がんなど、同じ石綿による被害なのに、どの企業の工場周辺に住んで被害を受けたかによってこんなに大きな差がでるのは、きわめて理不尽なことである。

第三章　子供の事故防止は情報の共有から

医療が発達し、栄養も行きとどいた結果、病気で亡くなる子供は少なくなった。今、日本の子供たちの死亡原因で最も多いのは「不慮の事故」だ。なんと一九六〇年以来、死因の第一位を走り続けているのだが、この事実に目を向ける人は少ない。ところが二〇〇四年春、大型複合施設「六本木ヒルズ」（東京都港区）の森タワーで自動回転ドア事故が起きたのをきっかけに、工学や医療、行政、ＮＰＯなどの専門家がそれぞれの分野の知見を持ち寄り、子供の事故防止に本格的な取り組みを始めた。欧米では先行例があるが、日本ではこうした分野横断的な取り組みは初めてのこと。これまでに何が話し合われ、どんな対策に乗り出そうとしているのか、現状を報告する。

森タワー自動回転ドア事故の教訓

二〇〇四年の人口動態統計（概況）によると、ゼロ歳児の死因第一位は「先天奇形等」であり、二位以下も「呼吸疾患等」「乳幼児突然死症候群」と続く。いずれも何らかの疾患によるものだ。

だが一〜一九歳になると、「不慮の事故」が第一位を占める。これが四〇年以上も続いているのである。ちなみに他の年齢層では、死因の第一位は二〇〜三九歳が「自殺」、四〇〜八九歳が「がん」、九〇歳以上が「心疾患」となっている。子供の「不慮の事故」による死亡の半数ほどは交通事故によるものだが、対策が大きく遅れているのはそれ以外の、家庭や学校、幼稚園、保育園、公園、娯楽施設などにおける事故だ。

こうした現実を見直すきっかけとなったのは、二〇〇四年三月に「六本木ヒルズ」の自動回転ドアに六歳の男児がはさまれて亡くなった事故だ。六本木ヒルズでは〇三年四月のオープン以来、この事故を入れて計三二件の回転ドア事故が起きていることも判明し、改めて回転ドアの危険性がクローズアップされた。しかし、マスコミをはじめ一般の人たちの関心は責任追及に向けられ、原因を徹底究明し、それを今後の事故防止に役立てようという視点はほとんど見られなかった。工学院大学の畑村洋太郎教授はこう語る。

「事故後、ヒルズを管理する森ビルから相談に乗ってほしい、と頼まれました。世間からは『もうけ主義で回転ドアをつけた』とか『管理が良くなかった』『センサーの設定がおかしい』とか言われていたけど、（事故防止のために）わかっていることはやっていて事故が起きたのです。そこで、本当に大事なのは事故原因を森ビルが自分で明らかにして情報発信すべきことだと勧めたのですが、自分で解明しろと言われてもできるわけがないと言って、やれませんでした」

こうして当事者による原因究明がなされない一方、司法の手による責任追及は進み、司法の原因究明も責任追及に必要な範囲にとどまった。そして、いつしか世の中の関心も薄れてゆくというのが、他の事件・事故にも共通のパターンかもしれない。しかし、真の原因究明は本来、責任の追及とは切り離して考えるべきものである。畑村さんは宇宙航空開発機構と海洋開発機構の事故調査委員会メンバーで、ロケットや深海探査艇の事故原因を技術面から追究しており、「失敗学」の研究者でもある。六本木ヒルズの回転ドア事故はまさに失敗学の象徴的ケースといってよい。畑村さんの出番だった。

「失敗学の状況そのものが起きているのだから、ここでお前が出てくるのが当たり前だろうという声が強くなりました。日本中が、司法が原因を究明し、事故防止もやると思い違いをしているのです。だけど、真の原因究明はだれもやらないことがはっきりした。〝公〟はどこもやらないのです。それならと、私が自分で勝手に始めることにした。一私人として徹底してやろうと思い、費用も自分で出した。個人の責任ですべてをやるというのは、日本ではこれまでにないことです」

こうして畑村さんは、二〇〇四年六月、「ドアプロジェクト」を立ち上げた。畑村さん個人の人脈を生かし、自動車、鉄道、シャッター、機械、電機などの企業や、医師、法律家、建築家、設計者などの個人、さらにテレビ局、新聞社、出版社の報道関係者など、多彩な組織と人間が参加した。さらに、ヒルズを管理する森ビル、回転ドアをつくった「三和タジマ」も加わり、会議室や実験施設の提供などをしている。

集まりの名称を「ドアプロジェクト」としたのは、ドア全般を取り上げ、ドア自体にどんな危険があり、その危険にどう立ち向かえばいいのかを知るねらいからだ。回転ドアに限らず、私たちの日常生活で利用するドア全般を対象に、その危険を科学的に解明しようというのだ。そして、二〇〇五年春には調査結果が出された。

取り扱ったドアは、回転ドア（手動、自動）、玄関などの自動スライドドア、エレベータドア、シャッター、一般家屋の開きドア、電車や自動車のドアなどだ。いずれも実際に使われているものを用い、ドア各部に人がはさまれたときに生じる現象を力センサーなどで力学的にとらえる実験を繰り返した。最終段階では人体を模した力センサー内臓ダミー人形をつかい、頭や首がドアにはさまったときに発生する荷重も測っている。

その結果わかったのは、ドアにはさまれたときに生じる力が予想以上に大きいことだった。大型自動ドアでは最大八五〇〇N（ニュートン）、小型手動回転ドアで二五〇〇N、建物に使うシャッターで二〇〇〇Nもの力が発生した。子供の頭が破壊される力が一〇〇〇N、大人でも二〇〇〇Nなので、これらの値は致命的な破壊力といえる。さらに、一般家庭にもよくある開きドアの戸尻（扉のちょうつがい側）では六〇〇〇Nに達した。これらはいずれも剛性の高い力センサーによる測定結果で、ダミー人形による数値はこの三分の二程度だった。それでも致命的であることには変わりない。

他方、エレベータと電車の自動ドア、自動車の自動スライドドアなどでは一〇〇〇N以下の力しか発生しなかった。ただし、自動車のドアでも手動のスライドドアや開きのドアでは二〇〇〇Nの力が発生した。つまり、回転ドア以外では自動ドアのほうがはさまれたときに発生する力が小さく、いずれも致命的な事故にならない値であり、手動のほうが危険が大きいのだ。畑村さんはこう解説する。

「自動ドアのほうが安全なのです。センサーで機械を制御して安全を得る『制御安全』だけでなく、事故が起きても機械が人間に加える力の最大値が安全な範囲にとどまるようにする『本質安全』が生かされているからです。しかし、大型自動回転ドアのみは、それが未発達なまま普及したのです」

機械自体が発生させる力の最大値が安全範囲に収まっていれば、どんなまちがいが起きても人命を奪うようなことにはならない。それが本質安全である。そして、多くの自動機械にはその発想が取り入れられているのに、大型自動回転ドアだけはそうではなかった。「本質危険」を「制御安全」でカバーしようとしたというのだ。では、なぜ大型自動回転ドアでは本質安全の考えが未発達だったのだろうか。畑村さんは事故ドアの来歴調査を行ない、その背景をさぐった。

「欧州では、大型回転ドアは軽くなければ危険だと考えられ、ドア全体の重さが一トン以下に抑えられています。ところが日本ではごつくて立派なものがいいということで、事故のドアは二・七トンもありました。しかも、回転のスピードも速かったので、運動エネルギーが大きかった。欧州の設計思想がきちんと日本に伝えられていなかったのです」

事故を起こした回転ドアの元をたどると、ヨーロッパのある会社の製品だ。その回転ドアは中心駆動方式で、回転部はアルミでできている。本質安全の考えからだ。ところが日本では回転部にステンレスの化粧が施され、中心駆動では動かせないので外周駆動に変えられている。この段階でこの会社の日本での回転ドア事業が破綻し、スタッフも設計図書もすべて引き揚げられてしまった。その後、日本で独自に回転ドア製造が再開された時、回転部は重いスチール骨材になり、危険を防ぐために各種の防止センサーがつけられた。本質安全から制御安全への、意識せざる転換があったのだ。

この変化を生み出した原因を、畑村さんはこう推測する。

「ヨーロッパでは、人が出入りしても外気と室内の温度差を確保できる機能が求められた。一方、日本では高層ビルなどに設置されたので、耐風圧性が求められ、ごつくて立派なものをということになったのでしょう」

回転ドアに求める目的の地域的な違いも、事故の発生を後押ししたと見るのだ。畑村さんは報告書で、「元になったものが発達するときに知覚されていたさまざまな制約条件が忘れ去られ、切り捨てられ、一方では別の要求が加わることによって、あのおばけのような機械ができてきたのである」と書いた。設計思想や安全のための情報がきちんと伝わっていれば、あの「おばけ」ドアはそもそも生まれていなかったというのである。

こうした思想や情報の伝達とともに、ドアプロジェクトの研究成果として「暗黙知の共有化」ということが強調されている。同プロジェクトでは異なる分野の技術者が集まって実験を行なった。彼らが交流することで、各分野には重要な「暗黙知」があること、しかしそれが現実には共有化されていないことがわかったのだ。

その一つが「一〇ジュール則」と呼ばれるもの。ドアの質量m（kg）、ドアの動く速度v（m／s）から成る「$\frac{1}{2}mv^2$（Jジュール）」がドアの運動エネルギーであり、それが一〇J以下でないと危険であるというものだ。エレベータドアや玄関の自動スライドドアの設計者はこれを知識としてもっていたが、回転ドアや自動車、電車の自動ドアの設計者はこうした知見があることをまったく知らなかった。エレベータのドアで常識化している知見が、回転ドアには生かされないという、専門分野間の厚い壁があったのだ。

こうした知見をより多くの分野の専門家たちが共有するようになれば、事故は減ることだろう。「ドアプロジェクト」は二〇〇五年春にシンポジウムを開いてその成果を発表すると同時に解散したが、プロジェクトに参加した専門家らは「事故サーベイランス・プロジェクト」へと発展的に継承し、子供の事故防止に向けた取り組みを今も続けている。そこに持ち寄られた知見や取り組みの主なものを、紹介しよう。

親の注意で事故は防げるか

日大理工学部建築学科の八藤後（やとうご）猛専任講師は、工学の観点から子供の事故防止を研究している。どのような建物や遊具をつくれば事故が防げるか、具体的に何がどのように危険であり、それをどう改良したらよいのかを、明らかにしようというのだ。ところが、研究に先立って既往研究を調査してみると、ある重要な事実にゆきついた。八藤後さんはこう指摘する。

「保育や教育分野で乳幼児の事故の原因について調べた研究がありますが、いずれも結論は『親が目を離すな』とか『母親の手で子供の事故は防げる』『親の注意で事故の八～九割は防げる』といったものばかりです。子供に事故が起きたら親が自分に責任があると思う傾向が強く、事故を起こした対象物に責任があるとは考えません。メーカーに補償や責任を求めるべきものでも、そうはならないのです」

八藤後さんは既往研究の調査に続き、乳幼児の親に対する意識調査（有効回答数一七三四）を実施した。日常の事故場面二二項目について、責任の所在が親、子供自身、モノのつくりのどれにあるのかなどを尋ねている。その結果、事故の責任が対象物やそれを設置してある周辺環境にあると見る意識は薄いことがわかった。また、厳格な育て方をして子供の行動をコントロールする親ほど親自身の責任だと強く思い、手すりからの転落や感電など重大な事故を経験している親ほどモノに問題があると考える傾向にあった。

結局、幼いわが子の事故の責めを自分に負わせる親が一般的であり、そうである限り、本当の事故原因は明らかにならない。モノや環境の改良にも結びつかない。では、何か公的な資料がこの穴を埋めてくれるのかといえば、これもまったく当てにできないという。

「国民生活センターなどに届く事故情報は氷山の一角です。国の人口動態統計には『不慮の事故』という項目がありますが、事故がどういう状況で起きたのか、家庭の内なのか外なのかも不明です。かろうじて消防署の救急搬送記録には事故内容が書かれていますが、事故の状況を再現できるものではありません。メーカーの設計者らは、実は情報をほしがっているのですが、結果的には事故の状況が世の中には明らかにならず、同じ事故を繰り返すことになっています」

親は自分を責める、その結果、モノ自体の欠陥はいつまでも表ざたにならない、しかも公的な統計や調査もほぼ皆無だ。こんな状態なので、欠陥商品がなかなか改良されず、同種の事故を再発させ続けているという指摘である。

二年前、八藤後さんはマンションのベランダなどからの幼児転落事故に注目し、ベランダの手すり柵にどんな条件があれば幼児の転落事故が防げるかを実験によって調べた。東京消防庁の救急搬送データ（二〇〇一年）によると、家庭内の墜落事故は全体の三・二％だったが、〇〜二歳は五・二％、三〜五歳は五・三％、六〜一四歳は六・九％もあった。この多くはベランダや窓からの転落と見られ、それらの構造次第で防げたのではないかと考えられる。

ところが、建築基準法や住宅の品質確保の促進等に関する法律（品確法）では、ベランダの手すりは高さ一一〇〇㎜以上などと定めただけで、その形状などには触れていない。足をかけてよじ登れるような横桟があったり、近くに花のプランターやエアコンの室外機が置いてあった場合には、危険が増すことも考えられる。八藤後さんは四〜六歳の幼稚園児九〇人に協力してもらい、身長により三つのグループに分け（一〇五㎝未満、一〇五以上一一五㎝未満、一一五㎝以上。ほぼ年少、年中、年長組に対応）、「台のぼり」「台上からの手すり乗り越え」「足がかりによるよじ登り」の三つの実験を試みた。

その結果、建築基準法の手すりの高さ一一〇〇㎜は妥当だが、⑴身長一〇五㎝以上の子は台にのぼれば手すりを乗り越えられるので、台になる物は手すりから水平距離で六〇〇㎜以上離さなくてはならない、⑵手すり柵の土台部分（コンクリートなど）の足がかりは幅が一〇㎜以下だと身長一〇五㎝以下の子に限りよじのぼり抑止の効果があるが、幅五〇㎜以上では効果がない、⑶足がかりの高さは品確法では六五〇㎜以上あればのぼらないという前提だが、身長一〇五㎝以上の子では逆に手すりを越える手段とされる危険性がある、⑷足がかりがある場合、足がかりの高さにかかわらず、手すりの高さは足がかりの上端から一一〇〇㎜以上にすべきである――などがわかった。

八藤後さんによれば、「足がかりの幅が一〇㎜以下だと年少児には効果がありますが、年中、年長児には効果がありません。幼児は四歳から五歳にかけて急激に行動範囲が広がるからです」と、同じ「幼児」であっても成長の度合いを考慮した対策の必要性を説く。それは公園の遊具の遊び方にもいえることであり、この実験に続き、八藤後さんは公園の遊具に関する調査を実施している。

急がれる安全基準づくり

国土交通省は二〇〇二年三月、「都市公園における遊具の安全確保に関する指針」を出し、その中で「子どもは、さまざまな遊びを思いつくものであり、遊具を本来の目的とは異なる遊びに用いることもある」と指摘している。となれば、本来の目的として想定されていない遊び方をされても安全が確保できる作り方が要求されるわけだが、現実には遊具による子どもの重大事故は後をたたない。八藤後さんはゼミの大学生に協力してもらい、公園で実際に遊んでいる子どもたち数百人の聞き取り調査を行なった。その結果、年齢によって遊具に求めるものが異なることが、明らかになったという。

「二～四歳の幼児はコミュニケーションを求めるのに対し、四～六歳では動的なスリルに関心が移り、小学校低学年生はいちばん強く動的なスリルを求めます。ある程度の体力ができて危険行為が可能になる、しかも、まだ危険行為の把握が十分できず、事故経験も少ないからです。これが、小学校高学年になると、再びスリルよりもコミュニケーションに関心が移り、中学生ではコミュニケーションを強く求めています」

子どもは、とくに遊びに関しては発明の天才かもしれない。大人では考えつかない遊び方を思いつき、それが他の子どもたちにも伝わる。八藤後さんの調査でも、箱ブランコで動いている最中に乗り降りしたり、飛び降りたり、背もたれ部分に立ってこぐなど、重大事故に結びつきかねない行為が目撃されている。ところが、こうした実態がなかなか把握されていない。結論として、八藤後さんはこうまとめる。

「実態把握がないと技術的解決が見出せない。ところが、事故が起きると、危険なものは撤去するという傾向があります。撤去しても他の遊具で事故は繰り返されているので、まずは事故情報の共有が大事です」

ここでもやはり課題は「情報の共有」なのだ。

子どもを重大な事故から守る活動をしているＮＰＯの「ＰＳＮ」(Playground Safety Network) の代表・大坪龍太さんは、「リスク」と「ハザード」の区別をつけることを提唱している。これは欧米ではかなり一般化している考えで、先に紹介した国土交通省の指針の中でも触れられているものだ。どちらも日本語では「危険」と訳されるが、「リスク」と「ハザード」には本質的違いがある。大坪さんは次のように説明する。

「リスクはいわば〝善玉の危険〟です。小さなケガを伴うことがありますが、子どもの成長、発達には欠かせません。子どもが自分の判断でチャレンジして失敗した場合には、より大きな事故の回避能力が養われます。危険、危険と言ってリスクを遠ざけると、かえって危険なのです。安全すぎる危険、と言えるでしょう。一方、〝悪玉の危険〟であるハザードは、子ども自身が危険を判断できないもので、重大事故の原因として子どもの環境から取り除かなければなりません」

子どもを重大事故から守るためにやるべきことは、ハザードの排除なのだ。冒頭の畑村さんの話に重ねれば、ハザードの除去は「本質安全」策を講じるということかもしれない。たとえば、ブランコの鎖が外れるなど遊具の劣化や、箱ブランコの背もたれに立ってこげるような構造になっていたり、ブランコの底と地面とのすき間に子どもがはさまる可能性があるなどの設計上の問題がある。大坪さんは箱ブランコの事故を例に、日本ではこのハザードの除去がいかにおろそかにされてきたかを明らかにする。

事故は二〇〇一年五月に福井の公園で起こり、小学二年の男児が箱ブランコと地面の間にはさまって頭の骨を折り視力を失ってしまった。この前後にも同種の事故が全国各地で多発し、訴訟に発展したものもあり、マスコミが大きく取り上げた。事故のあった自治体では続々と箱ブランコを全面撤去する一方、遊具業界団体はすき間を三五センチにするなど自主的な安全基準をつくった。大坪さんによれば、この例が日本の取り組みを象徴しているという。実は一九六〇年二月にも東京で同種の事故が起きているのだ。その記事を見せながら、大坪さんはこう話す。

「福井の事故の四〇年も前に同じような事故が起き、この時に設計上の問題も指摘されています。ところが、それがまったく生かされていなかったのです。一方、欧米では二〇年以上前に、すき間を三五センチにすべきという基準があったんですよ」

危険だからと全面撤去し、それで一件落着としてしまえば、根本的な危険の除去には結びつかない。大学卒業後に企業から派遣される形で米国に二年半留学し、遊び場の安全をテーマに研究してきた大坪さんは、欧米の事情に詳しい。欧米では、箱ブランコのすき間に限らず、ブランコの座椅子がラバーで作られ、下の地面には緩衝材のウッドチップが敷かれ、遊具の周囲一帯にもラバーが施されている。こんな例が少なくない。一方、日本では遊具の下にコンクリートや縁石などがむき出しになっていることも珍しくない。

欧米がこのようにハザード除去に目を向けるようになったのには、それなりの経緯がある。米国を例に、大坪さんは次のように説明する。

「私が留学した一九八九年当時、米国は景気が悪く、遊び場の安全が重要なテーマになっていました。というのは、子どもの事故で訴訟を起こされ、負けると自治体や管理者が莫大な損害賠償をしなければならない、それが大変な負担になったのです。遊具から転落した子どもが脳挫傷で障害を負った事件では、一四億ドルもの損害賠償が認められました。それで、遊び場の閉鎖、遊具の撤去が相次ぎ、子どもたちは道路で遊びだした。より危険な状況になってしまい、そこで安全が重要なテーマになったのです」

ユニセフの『豊かな国の子ども事故報告書』によると、先進二六カ国の子ども一〇万人あたりの事故死者数は、一位のスウェーデンが五・二人、二位が英国とイタリアで六・二人。日本は一二位で八・四人である。日本をスウェーデン並みにすれば、年間八〇〇人の子どもの死者が減る計算になる。事故死の五三％までは交通事故死であるが、家庭生活や遊びに伴う事故も無視できない。では、どうしたら子どもの安全が確保できるのだろうか。大坪さんは「安全基準」づくりの必要性を強調する。

「法的な安全基準が必要です。日本では日本公園施設業協会の安全基準がありますが、あくまでも業界内部の自主基準であり、国の工業規格ではありません。しかも、協会に加盟しているのは大手が多い一方、遊具は小さな町工場でも作られています。そんな町工場が全国に数千社あるといわれています。ですから、全体に網をかぶせる法的な基準をつくらなくてはなりません」

その基準をつくるには、実際にどんな事故が起きているのかをつかむ必要がある。実態を把握し、事故の原因や対策を科学的に考える「リスクマネジメント」が大事になってくる。大坪さんはこう提案する。

「情報公開を進めることが大事です。事故が起きた施設側は隠したがります。情報が出てこないと改善につながりません。それを集める仕組みをつくらないといけません。国土交通省が指針を出しましたが、これは同省管轄の公園と団地にしか適用されません。子どもの問題は、各省庁で分断せずに横断的にやるべきです。そういう仕組みを国がぜひ立ち上げてほしい。子どもの体力低下により、事故の形態も変わってきています。今後どういう事故を防ぐべきかを、横の連携をとりながら考えてゆくべきです」

学校や幼稚園の事故は文部科学省、公園の事故は国土交通省、病院に運び込まれる患者の情報は厚生労働省などなど、現状では子どもの事故情報をつかむにも縦割り行政に阻まれ、総合的な把握ができない。その壁を取り払えという提案である。

国にやる気がないなら私たちで

ここまで、工学的アプローチ、遊びの場からのアプローチを見てきたが、事故情報の収集と事故予防に欠かせないのは医療からのアプローチだろう。「事故サーベイランス・プロジェクト」の設立を中心となって呼びかけたのは、小児科医で緑園こどもクリニック（横浜市）院長の山中龍宏さんだ。二〇年来、子どもの事故予防に取り組んできた人である。その立場から、日本の現状の遅れをこう語る。

「全国に小児科医は一万八〇〇〇人いますが、医療処置はしても、予防に取り組んでいる人はわずか数人しかいません。子どもの事故は一定の条件で必ず起きる、決まった事象なのです。つまり、健康問題であり、病気と同じ位置づけをすべきなのです。ところが、がんには国や企業は何千億円もの予算をつぎ込んでいるけれど、子どもの事故は親の責任だといって一円もかけようとしない。がんが死亡原因の一位になったのは一九八〇年から、子どもの事故が子どもの死亡原因の一位になったのは一九六〇年からです。なのに、国の省庁には担当者がいない。どこも、うちの管轄ではないといって、何もしようとしません。親の責任としていたら事故の情報が伝わらず、場当たり的な対応になってしまいます」

子どもの事故は、親が目を離したすきにたまたま起きる「不運なこと」ではなく、何かの要因で必ず起きる「健康問題」なのだという指摘だ。その典型例として、山中さんはプールの底の排水口に子どもが吸い込まれて窒息死する事故をあげる。

「私が子どもの事故予防に目を向けだしたのは、二〇年前にプールの排水口で中学二年生が死んだ事故の経験からです。友達がふざけて排水口のふたを引き上げ、それで吸い込まれたのです。この後も毎年、同じ事故が二、三例起き、これまでに六〇人くらいが亡くなっています。排水口のふたさえ固定すればいいのに、それがなされていない。日本体育施設協会が調べたら、まだ六〇〇〜七〇〇〇校のふたが固定されていない。対策が進んでいないのですから、事故はまた起きます」

先の大坪さんの話にでてきた、箱ブランコの事故に重なる話だ。事故情報が社会に共有されず、したがって事故の根本的原因が究明されず、事故防止が進まないのである。そこで山中さんは二〇〇四年春、当時の坂口厚生労働相に直接、事故情報収集システムの確立と専門研究部門の設立を求める要望書を提出した。しかし、厚生労働省から返ってきた返事は「担当部署がない。やる気はない」という、にべもないものだった。この経緯を「ドアプロジェクト」の畑村さんに話したら「自分でやるんだね」と言われ、サーベランスのプロジェクトを立ち上げたというわけだ。

今、山中さんが特に力点を置いて考えているのは、医療機関を定点にしたサーベイランス・システムの確立だ。山中さんは一〇年ほど前に、このシステムを日本でどうしたら確立できるかを研究し、論文にまとめたことがある。その結果わかったことは、オーストラリアやカナダでは医療機関の受診は予約制が原則で、事故などの救急疾患はすべて病院の救急室を受診するシステムになっているのに対し、受診システムの異なる日本では情報の一元化がなされておらず、情報収集にはさまざまな困難が伴うということだった。

信頼ができ、かつ有用でタイムリーな情報を広範囲に継続的に集める、しかも日常業務の負担にならず、費用が安く、多くの人が利用できるもの——。こんな情報収集が必要なのだが、現実にはそれを継続してするには莫大なコストや手間がかかる。それを可能にするには、事故情報の収集用シートや入力用ソフトの開発が必要だ。そして、その役割を病院内で中心的に担うセクションも必要である。山中さんはこう見る。

「情報といってもすべての事故例を収集する必要はありません。重傷度や発生頻度が高いもの、増加しているものなどに絞ればいい。そして、いちばん大事なのは、事故が起きる直前の情報です。その情報が予防に結びつきます。外科系は治療・処置に重点を置いているので、子どもの事故予防は小児科医が取りまとめ役をすべきでしょう。小児の重大な病気はもうほとんど無くなってきているのですから、これからは事故予防に目を向けるべきなのです」

山中さんらのプロジェクトには産業技術総合研究所のＩＴ技術専門家も加わり、コンピュータ上で「事故を再現する」研究をしている。そのために入力すべきデータ項目の洗い出し、入力ソフトの開発などに取り組み中だ。こうした研究の成果を、今年（二〇〇六年）三月二六日に六本木ヒルズで開く予定のシンポジウムで発表し、子どもの事故予防に具体的方向性を打ち出したいという。山中さんは、シンポにかける熱意を次のように語る。

「この日は、あの自動回転ドア事故で亡くなった子の命日です。それまでになんとしても、ある程度の方向性は打ち出したい。事故情報収集システムは社会の安全のインフラとしてどうしても必要なものです。年に二〇〇〇例の事故を扱う国立成育医療センターの救急部とも共同して事故の情報収集を行ない、それをまとめて報告書も作りたい。それを国に見せ、モデル事業化してもらうことを考えています」

一つの象徴的な事故をきっかけに、多くの専門家が初めて、子どもの事故防止に向けてそれぞれの知恵を結集しだした。先進諸国に比べて大きく遅れている子どもの事故対策だが、この動きが大きな前進をもたらすことを期待する。そのためには、国の省庁をはじめとする行政、医療、地域などの関係者、そして社会全体、つまりは私たち一人ひとりの根本的な意識改革が必要なようだ。子どもの事故は全国民的課題としての健康問題であり、親の責任のみに帰する問題ではないことを、改めて肝に銘じたい。

［追記］

この取材をしてから、子どもの事故に対する私自身の関心が強まった。そして、事故のニュース報道にも、取材で得た知見に照らし合わせながら頭の中で検証するようになっていた。そんな折の二〇〇六年七月三一日、埼玉県ふじみ野市営の流れるプールで小学校二年生の女児が、吸水口（当初報道では「排水口」）に吸い込まれて死亡する事故が起きた。この第一報をテレビニュースで見た時、原因は吸水口のフタの不備しかあり得ない、人災だと直感した。なんでまた同じ悲劇を繰り返すのか、と怒りを禁じえなかった。

私の記事の中で、同種事故の発生から子どもの事故予防に関心を持ち出したという小児科医・

山中龍宏さんは「毎年、同じ事故が二、三例起き、これまでに六〇人くらいが亡くなっています。排水口のふたさえ固定すればいいのに、それがなされていない。対策が進んでいないのですから、事故はまた起きます」と指摘している。この予言通りの現実がまた起きたのだ。今回の事故のプールでは、三つの吸水口に柵が六枚あり、その四隅計二四カ所のうち、ねじで固定されていたのはわずか六カ所だけ、残りの大半が針金で留められ、三カ所はねじも針金もなかったという。きわめて悪質な人災としか言いようがない。今度こそ全国の全プールの完全徹底点検をすべきである。

取材・執筆を終えて

日本の医療が今、揺れ動いている。大きな地殻変動を起こしているのかも知れない。だが、その質や規模がいかなるもので、今後にどんな影響があるのか、にわかには判断できない。であれば、まずは現実を見て来よう、関係者の生の話を聞いて来よう、その上で本質に迫ろうと考え、向こう見ずにも揺れ動きのまっただ中へ飛び込むことにした。こんな趣旨で、雑誌『からだの科学』巻頭記事の取材、執筆が始まった。

本書では、同誌に発表した記事の内容を分析し、「問われる医療の在り方」「揺れる医療システム」「後手、後手の厚生行政」の三部に分類した。こうすることで、揺れ動きの本質が何であるのかが、ほのかに見えてきた気がする。

「第一部　問われる医療の在り方」では、医学界の閉鎖的在りよう、病・医院の組織としての姿勢、医師をはじめとする医療スタッフ自身の認識・考え方などが、現在、主に患者側から厳しく問い直されている具体的現状に迫っている。

「第二部　揺れる医療システム」では、皆保険制度や医師養成システムなどの制度面の揺れ動きに照準を合わせている。硬直化したシステムへの批判や、医療界自らが脱皮しようとしている改革の中身を点検し、問題の所在を明らかにしようとした。

「第三部　後手、後手の厚生行政」では、表題の語るとおり、厚生行政の怠慢と、それがどれほどの人的被害を生んだか、あるいはその危険があるかを、アスベスト禍など三つの具体例で検証している。

テーマの中には、すでに私自身が単行本を出版し、その中で私の見方をかなり鮮明にしているもの（たとえば、尊厳死問題など）もあったが、記事では私見を打ち出すことは極力控えた。そうすることで、かなり公平な目で現実を直視し、私自身の認識を深めることもできたと思っている。

こうしてすべての取材・執筆を終え、問題をトータルに眺め返すことのできる今、各問題の総括めいた作業をしておこうと思う。話題の中にはやや専門的なものも少なくないので、それぞれの背景説明や意味づけがあれば、読者の理解促進にも役立つかもしれない。

第一部　問われる医療の在り方

「病院ランキングの波紋」で取り上げたランキング・ブームの背後には、私たちの医療不信や不安がある。医療事故のニュースが頻繁に報道されて不安が募る一方、氾濫する医療情報のどれをどう評価したらいいか、戸惑っているのだ。

そこで客観的な指標をほしがるのは必然の流れであり、その要求に応えようとするのがランキング情報である。だが、本当に信頼に足る、それを見れば病院選び、医者選びを間違えないというランキング情報は、まだ存在しない。

ランキングづけの決め手になる基準が、存在しないからだ。ランキング付けの元となる情報の収集方法にも問題がある。さらに、公的な機関がやっているものは日本医療機能評価機構の審査のみで、他はすべて民間の新聞社、出版社、格付け会社などによるもので、ビジネス色が強い。本や雑誌を売るための話題づくりでもあるのだ。

今のランキングブームは、こんなもろもろの問題をはらみ、きわめて表層的な現象といえるだろう。一方、病院や医者は同業者を評価したり批判したがらない。むしろ、何かがあってもおたがいを庇い合う閉鎖的体質がある。だが、医療の質に対する評価が一般化していけば、病院や医師はいつまでもふんぞり返っていられなくなる。医療が患者を第一に考えるべきサービス業であることに、改めて気づく医療関係者も増えていくことだろう。

医療界の閉鎖的体質に風穴を開けだした――。これが、ランキング・ブームの目下の功績かもしれない。これをいっそう推し進めるためにも、より客観的で公平性・信頼性のある評価基準づくりを、公的な機関を中心にもっともっと進めていってほしいものである。

「正念場を迎えた生殖補助医療」は、これまで何度も繰り返してきた一部の産婦人科医の学会会則破り→除名処分→会則変更という奇妙なイタチゴッコのレポートと言える。イタチゴッコの背景には、日本産科婦人科学会のどうにもならない権威主義的な体質や事なかれ主義、掟破り医師の「患者のためなら何でも」という単純すぎるほどの使命感がある。

双方に共通するのは、物事の本質を見ようとしない姿勢である。問題となった受精卵診断は、生命現象の根幹に触れ、生命の選別にもつながりかねない。また、記事後半で触れた代理出産など も、女性の体を道具視したり、生まれてくる子どもの人権を損なうという大きな問題をはらむ。

技術的に可能というだけで、現場の医師は推進する。学会はそれを批判しながらも、難しい問題だからと議論を先延ばしする。そして、時が経つと、さしたる理由もなしに掟破りの現実を追認してしまう。こんなことを繰り返していては、取り返しのつかない事態が蔓延してしまうのではないか。要するに、技術は目覚しく発展するのだが、それを支える論理や生命観が追いついていないのである。

しかも困ったことに、学会も掟破りの医師も、この問題は自分たち専門家、医師だけで考え、現実の対処法を決めればいいと思い込んでいる。とんでもない。いずれの問題も、社会の根幹に直結する問題である。議論をもっと広い場所に引っ張り出し、オープンにやらなければいけないと思う。

「お寒い、医療者のたばこ事情」では、医療者自身の認識不足と特権意識、さらに厚生労働省のご都合主義を、取材を通じて明らかにすることができた。

昔から「医者の不養生」と言う。ある病院に医師を訪ねたときのことだが、全館禁煙の病院内でその医師は自室では終始、紫煙をくゆらせ続けた。どうやら、医師という身分は特別なのだと思っている節がありそうだ。病院内では医師がトップで、他のスタッフはただの部下としか見ないヒエラルキーも一般化している。「隗より始めよ」の裏返しの現実と言えるかもしれない。医師の認識がこのようにお粗末なものだから、看護師らの認識もそれに輪をかけてお粗末になる。

では、行政の元締めの厚生労働省はどうだろう。国は「健康増進法」を作り、受動喫煙防止を努力規定とした。その結果、喫茶店やお酒を飲む店でも禁煙席を設けるようになってきた。だが、お役人らの関心はたばこ問題＝医療費削減問題としか捉えていないのではなかろうか。挙句に「喫煙習慣は病気だから、禁煙治療は保険の対象にする」という事態にまでなった。ここまで来ると、コスト削減圧力もいよいよ露骨になってきたなとの感が強い。

ところで、世の中には、禁煙ファッショを懸念する声もある。禁煙押し付けの行き過ぎがあれば、それは是正すべきだろう。喫煙は基本的には個人の嗜好の問題なのだから、規制は必要最小限にすべきだ。だが、患者の健康を預かる病院、医療者については、事情がちょっと異なる。医療現場は喫煙を規制されて当然だろう。個人の自由と勘違いし、職務ゆえの責任・義務を顧みない医師や看護師が、まだこの国には多いようだ。

「足踏み続くジェネリック医薬品」も、この推進の背後には厚生労働省の医療費削減への強い思惑がある。他方、ジェネリック医薬品の使用に二の足を踏む医師側には、医薬品メーカーとの「癒着」の長い歴史がある。もしも、こうした関係ゆえに医師たちの口からジェネリック医薬品への抵抗感が語られているとしたら、とんでもないことである。事実がそうでないならけっこうだが、記事で紹介した医師側のジェネリック批判論は総じて説得力が弱い。

また、ジェネリック医薬品の利用推進には、「一般名処方」「代替調剤」という処方システムの問題がからんでいる。これは、医師と薬剤師の権限をめぐる綱引きにつながる問題である。権限の範囲を実質的に拡大しようとする薬剤師側、既得権を死守しようとする医師側という図式で見れば、分かりやすい。

消費者（患者）の立場から言えば、ジェネリック医薬品の品質、効果にまったく問題がないなら、どんどん推進すればいい。それが結果的に医療費の削減にも大きく貢献するなら、けっこうなことである。しかし、その順序が逆転して「はじめに医療費削減ありき」となると、問題だ。厚生労働省の思惑ばかりが先行し、患者側の安全・安心の検証が二の次にされるとなると、ちょいと待ってほしいと言わざるをえない。その危惧なきにしもあらずである。

「再燃する延命治療中止の法制化論議」については、取材時に強く印象づけられたことを紹介しておく。それは、法制化を急ぐ医師たちを突き動かしているのが「自己防衛」本能ではないか、ということである。

超党派の国会議員で作る「尊厳死法制化を考える議員連盟」のヒアリングで、病院関係者や厚生族の議員から「司法の不当な介入」という言葉が何回も聞かれた。医療事故で警察が捜査に入ることを「不当」と捉える風潮が、医師を中心とする医療関係者に根強くありそうだ。

医師たちが「不当」と考える理由はどこにあるのだろう。自分たちは治療に最善を尽くしている。その治療がうまく行く場合も、そうでない場合もある。しかし、自分たちは最善を尽くしたのであり、けっして間違った措置をしたのではないという、無謬（むびゅう）神話があるのだろうか。医療の専門的なことは、警察や検察の素人にわかるはずがないと高をくくっているのだろうか。

「司法の不当な介入」という言葉には、司法権力を自分たちの敵としか見ない傲慢なニュアンスがある。だが、事件化され、医師が逮捕され送検され、裁判でも有罪の判決が出たケースでは、およそプロとは言えない未熟な技量や、医療倫理に関する貧しい認識が図らずも露呈している。とりわけ終末期医療に関する事件では、安楽死や尊厳死についての驚くほどの無知・不勉強ぶりが、事件の医師に共通している。今回の事件もその点は変わらない。それでいて、「患者のためにやった」と自己弁護するのも毎度のことである。

今、医師たちが真っ先にやるべきは、免責のための基準づくり、自己保身のための法律づくりではない。事件の背景には、日本における緩和医療の決定的な遅れも存在する。患者たちが要らぬ身体的苦痛に苛まれずにすむよう、緩和医療技術の習得・普及を積極的に進めるべきであり、それとともに、安楽死・尊厳死自体の勉強もしっかりしてほしい。その努力が、今回のような事件の再発を防ぐ近道である。自分たちの怠慢を棚に上げ、自らに有利なルールづくりを急ぐ姿は、かなり異様である。

第二部　揺れる医療システム

「もう一つの『混合診療』論議」は、日本が世界に誇る国民医療皆保険制度の「死角」に立ち現れた問題のように、表面的には見える。だから、厚生労働省も日本医師会も、そこから制度がほころばないよう、必死に防戦に努めている感じがする。

がんの患者たちは、たとえば抗がん剤治療を受ける場合にそれぞれの部位のがんについて使える薬の種類が限られ、ある薬に効き目がなければ次の薬に移り、そしてそれがダメだったらもう選択肢はほとんどないというような状況に追い込まれる。ところが、外国では使える薬がもっとたくさんある。それを日本でも保険で使えるようしてほしい、とがん患者たちが訴えている。

日本で未承認の薬でも、輸入して使うことはできる。しかし、健康保険はきかない。では、その分だけ実費を払えばいいかといえばそうは行かず、保険が効く分の医療費まで全額自己負担（自由診療扱い）にされてしまうのだ。これが「混合診療禁止ルール」である。このルールが現実のがん患者たちにどう影響するかといえば、自由診療の金を払える金持ちは生き長らえる可能性があるが、貧乏人には選択肢がないということになる。まさに「金の切れ目が命の切れ目」となるのだ。

国民皆保険制度とは、本来、富むものも貧しい者も等しく一定水準以上の医療を受けられるようにつくられたはずである。ところが、その趣旨に反する現実が現れているのである。国は「特定療養費制度」を活用して例外的に自由診療扱いを認めることで、対処しようとしている。承認薬も急いで増やそうとしている。

その努力は認めるが、現に間に合わない人たちが出ている。この記事の「追記」で触れた佐藤均さんはその典型例だ。今の取り組みでは不十分だから、患者たちが必死の思いで訴えているのだ。「風前の灯」とされかかっている生命の前で、杓子定規の硬直化した論議はすべきでない。皆保険制度の本旨に則れば、こうした人たちに最善の医療を受けさせてこその制度である。ルール上の部分的、一時的な不整合には目をつぶってもいいのではないか。迅速な措置こそが、他の価値に優先させられるべきだ。少なくとも、規制緩和の流れで経済界から強い要請のあった「混合診療解禁論議」と同列に論ずることはできない。あちらは新たなビジネス・チャンスを求めるものであり、解禁すれば金持ちが喜ぶが、こちらは解禁すれば貧乏な人たちが喜ぶのだ。

「臨床研修必修化の戸惑いと不安」では、必修化半年後の実態を報告した。そして、二〇〇六年春には「第一期生」たちが研修を終え、それぞれの職場へと巣立っていった。ところが、これが何とも皮肉な結果になり、全国の医療現場では大きな波紋が広がっている。必修化のねらいを否定するような兆候が次々と現実化しているのである。

「追記」で触れたように、科や地域における志望者のばらつきが大きく、医療過疎を新制度がいっそう進めてしまいそうなのだ。これでは、高齢社会用シフトとしてプライマリケア、全人医療を重視する研修の趣旨に、逆行する事態になってしまう。議論の多い新制度だが、その趣旨自体には多くの人が賛同した。ところが、ねらいどおりに動いてくれなかったのが、ほかならぬ当の研修生たちだったのである。

医療訴訟の増加により、なるべく事件や事故を起こさない科、しかも仕事がきつくなさそうな科に人気が集中している。地方よりも都会の大病院に行きたがる。いろいろと縛りの強い大学の医局には残りたがらない。ふたを開けて浮き彫りになったこんな傾向には、医者の卵たちもまちがいなく現代っ子だと思わされる。いや、それ以上に、楽をして「勝ち組」を目指そうとする現代日本社会の風潮が、色濃く影を落としているようだ。

むしろ、若者の心情を正直すぎるほど反映しているのだろう。どうやら、「新しい革袋に新しい酒」とは行かないようだ。制度自体の趣旨は良くても、こうした社会風潮や若者たちの心情を見ない改革では、それを続ければ続けるほど制度の目的と現実が大きく乖離し、矛盾をいっそう拡大し続けることだろう。

「『労働開国』迎える看護と介護」。この問題の本質は、経済問題と医療問題がリンクしているところにある。もともと、日本とフィリピンの自由貿易協定（ＦＴＡ）の中で急浮上したことである。厚生労働省は二〇〇六年九月になってようやく、フィリピン人看護師や介護福祉士の受け入れ枠を当初二年間で計一〇〇〇人にすると発表した。内訳は看護師四〇〇人、介護福祉士六〇〇人で、実際に受け入れが始まるのは〇七年度前半にずれこむ見込みだ。

日本の看護や介護福祉の関係者らからは懸念する声が強く聞かれるが、この問題をどう位置づけるべきかは判断が難しい。今のところ、フィリピンとだけの協定であり、他国に広げる可能性があるのかないのか、はっきりしない。受け入れ人数もまだ多くないが、その枠については今後、状況を見て見直す方針だ。こんな不確定要素があるので、かんたんには論じられない。

さらに、取材を通じてわかったのは、これがじつに多様な問題と関係していることだった。単なる労働力の供給・受け入れの問題ではなく、医療や福祉プロパーの問題とも言いがたい。患者やケア対象者と全人的に向き合うという仕事の性質上、言葉や生活習慣、文化の違いも慎重に考えなくてはならない。一方、海外への出稼ぎを国の政策として推進しているフィリピンでは、人材流出により医療が危機的状況にあるとも言われている。日本国内の事情だけを考えていてもいけないようだ。

ともあれ、ここで要求されるのは複眼的な眼差しである。ある研究者は「現場レベルでお互いにハッピーな方向に向いているかは疑問です」と記事中で指摘している。貿易協定ということからもわかるが、この「労働開国」を強く後押ししたのは経済界である。そこに注目すれば、新たなビジネス・チャンスを生かそうと鵜の目鷹の目が光っていることに気づく。看護、介護の世界も規制緩和の波に洗われている。

「薬学教育六年制、混沌たるスタート」の取材で得た感触をあえて言えば、この新制度は早晩、破綻するのではないかと危惧する。そこまで言うのは慎むとしても、近いうちに大幅な手直しを迫られるのは必至だろう。この新制度も理念が先行し、それを現実化するためのシステムがほとんど整っていない。その象徴が、目玉であるはずの臨床薬学を指導する教員が、絶対的に不足していることだ。記事で紹介したように、教員のにわか養成システムは泥縄式と言わざるをえない。拙速は否めず、「見切り発車」もいいところである。

医師、歯科医師への対抗心から六年制にしたいというのは昔のことで、今は医薬分業が進んできたから臨床に通じた薬剤師が必要だとの新しい理由づけもある。だが、その趣旨は理解できるとしても、一気に勉強期間を五割増しするほどなのだろうかという、素朴な疑問は禁じえない。

この改革に合わせ、他の学部から薬学部に衣替えしたり、薬科大学を新設したりという動きも活発だ。その底にあるのは単純な思惑である。要するに、一八歳人口の減少に悩む私大経営者が生き残る道を模索したり、異業種の経営者がビジネス・チャンスと見て参入したりというケースなのである。

その結果、雨後のたけのこのように新設ラッシュや定員増が進み、今でも飽和状態の薬剤師業界がますます過飽和になるというのだから、自らの首を絞めているのと変わらない。ここでもビジネスが顔を突っ込みだしたのである。その結果、新制度の大きな目標である薬剤師の地位向上は、はかない夢となりかねない。現実を直視すれば、過当競争、過飽和によるレベル低下を引き起こしかねないからだ。

美しい理念を掲げるのはたやすいが、それを実現させるのは難しい。スタートと同時に制度破綻の恐れも考えざるをえない新制度というものは、はたして改革と言えるのだろうか。

第三部　後手、後手の厚生行政

ここでは、「高まる新型インフルエンザ発生の脅威」「広がるアスベスト汚染への不安」「子供の事故防止は情報の共有から」の三つをまとめて論じる。といっても、肝心なことは記事に書いたし、問題点は表題そのものに尽きる。ただし、細かいことを言えば、たとえば子どもの事故防止は、学校が文部科学省、公園が国土交通省の管轄であり、病院に運ばれれば厚生労働省になる。責めは厚労省だけに負わせられないと言えるが、三つのテーマのいずれにも厚労省が深く関係していることは否めない。

なぜ、行政の対応が後手に回るのだろう。ここでは、役所批判を措き、ちょっと角度を変えてマスメディアの責任について指摘しておこうと思う。今はフリーの立場になったとはいえ、私もその一員である。自省の念をこめて振り返っておきたい。

アスベスト汚染の問題について、私は一九八〇年代後半に取材をしている。炭鉱や鉱山の労働者たちの間で多発した「じん肺」問題を追っている中で、アスベストの問題にも遭遇したのだった。そして私の著書『灰になれなかった肺』（記録社）の中でも、新たに浮上してきた問題としてアスベスト汚染を取り上げた。記事中で横須賀の事例に触れたのも、二〇年前の取材体験を踏まえてのことである。

首都圏や関西を中心に、あの時もアスベスト問題に多くの市民が立ち上がり、マスコミも大きく取り上げた。そんな動きを取材した経験があったので、アスベスト汚染が労働問題から環境問題へと様相を変えて再浮上してきたのには、正直、びっくりした。私の心の中に「もう終わったこと」と見る気持ちがあったことに気づかされ、愕然としたのである。

マスコミは一つの問題を大々的に取り上げるが、他の新たな話題が持ち上がると、先の問題についての報道は一気にしぼむ。一過性の集中豪雨的取り上げ方が常態化しているのだ。そんな傾向を日ごろは批判しているはずの私が、同じ過ちを犯していたことに気づかされたのがアスベスト問題であり、取材の手を緩めるべきでなかったと反省させられた。

子どもの事故、とりわけプールの水死事故について、小児科医の先見の明を「追記」で讃えた。と同時に、今度こそ同じ過ちを繰り返させないようにと願った。今回のプール水死事故後、全国のプールというプールの一斉点検がなされ、おびただしい数の不具合が報告された。しかし、報道はそこまでで、秋風が吹き出したらもうこの関連記事は完全に姿を消した。行政にきちんとした後始末をつけさせるのは、メディアの仕事ではないだろうか。もっと尻を叩いて対策がきちんとなされたかどうか、検証してほしいものだ。

鳥インフルエンザでも、厚生行政の取り組みの弱さを指摘した。それと同時に、マスコミの取り上げ方も批判した。どちらにしても、鳥インフルエンザをあくまで鳥の問題に限定して捉えようとする見方が、支配的なのである。ところが、海外ではウイルスが変異して人に感染するようになるのではないか、つまりパンデミックを引き起こすのではないかという危惧を前面に出して、対策を急いでいる。マスコミの報道もその観点からのものに尽きる。

総じて言えば、日本の行政、マスコミの危機感のなさが、第三部の記事テーマには共通している。超ド近眼の視野狭窄に日本人は陥っているのだ。さて、こんな症状はいつからのことなのか。私の見立てによれば、相当に慢性化し、かなり重症のようである。自戒せねばと思う。

あとがき

ジャーナリスト経験三十数年、フリー生活丸二〇年のベテランが言うセリフではないかもしれないが、雑誌執筆時には毎回、しんどい思いを重ねた。私の力不足と言ったらそれまでかもしれないが、原因はそれだけでもなさそうだ。

医療周辺の最新の話題を、一二本追った。事件や事故、あるいは何か新しい動きがあればそこにテーマを求め、マスコミ報道では見えてこない実相に迫ろうとした。事実報道ではない、「裏」をあばくスキャンダル記事でもない。問題の核心が奈辺にあるのかを探り、それをじっくり考えさせるような読み物にしたいと考えた。

だが、時事的な話題は事態が刻々動く。その最中に本質を探ろうという、こんなねらい自体に難しさがあったのかもしれない。そこで、切り口がなかなか見えてこない。取材した材料の意味合いが今一つ、はっきりしない。こんなことも珍しくなく、原稿をかなり書き進めてから、急に展望が開けることがあった。そんなときには、割り切りよく全面的に書き改めた。

雑誌掲載を終え、いざ単行本化となってからも困った。一冊の本にする以上、全体を貫く柱がなくてはならない。作家のエッセイ集ではない。ジャーナリストが医療をテーマに、ともかく現実に斬り込んだ記事群の集成なのだ。しかも短期間に集中して発表した作品群である。柱が無いはずがない。

ところが、それがしばらくは見えなかった。

世の中には、一つの事象だけを見ていては意味や位置づけがわからないことが、少なくない。私が追いかけたテーマもそうだった。もとより、前もって章立てをしてそれに沿って計画的に取材してきたのではない。常に現実が先にあった。時時の旬の話題をひたすら追ったのだ。だから、それらをまとめて意味づけようとするなら、「後知恵」的にならざるをえない。

見えなかった柱が見えてきたのは、終章の「取材・執筆を終えて」の執筆中だった。各テーマの中心内容を整理し、分類してみる。分類したグループごとに、複数のテーマを貫く社会・時代背景や事象の要因・動因も炙り出してみる……。こんな作業をすることで、ようやく、見えなかったものが見え出してきた。パッチワークを組み上げ、パズルの答えが可視状態になってきたと言ってよい。

その答えは終章に書いた。超高齢化社会とそれに向けての医療システムの大改変が、一つの大きな柱だった。それに見え隠れするように寄り添っている、もう一つの動きがあった。規制緩和や国際化の波であり、虎視眈々とビジネス・チャンスをねらう資本の目が背後で光っている。

なんだそんなことか、と思われる結論かもしれない。でも、それを具体的事実を通して活字化できたことに意味があると思っている。この大きな地殻変動の行く先は、必ずしも楽観的なものではなさそうだ。多くの人々の厳しい監視が必要だ、と今、改めて思う。

雑誌『からだの科学』（日本評論社）への記事掲載に際しては、同誌の黒田敏正編集長に一方ならぬお世話になった。テーマ設定から取材まで、まさに「おんぶにだっこ」の状態だった。また、単行本化に当たっては、緑風出版の高須次郎社長に今回も助けていただいた。冒頭でもちょっと触れたが、この秋で、私が古巣の新聞社を飛び出してフリーになってから満二〇周年になる。この間、最も長く濃いお付き合いをして私を鍛えてくれた編集者が、ここにお名前を挙げたお二方である。その二人の手を経て本書が出版されるのは、最高に幸せなことである。この巡り合わせを喜ぶとともに、お二方の長年のご厚情に改めて感謝申し上げる。

二〇〇六年九月下旬　　秋晴れの日に

小笠原　信之

初出一覧

第一部　問われる医療の在り方

第一章　病院ランキングの波紋　『からだの科学』二〇〇四年三月号

第二章　正念場を迎えた生殖補助医療　同　二〇〇四年九月号

第三章　お寒い、医療者のたばこ事情　同　二〇〇四年一一月号

第四章　足踏み続くジェネリック医薬品　同　二〇〇六年五月号

第五章　再燃する延命治療中止の法制化論議　同　二〇〇六年九月号

第二部　揺れる医療システム

第一章　もう一つの「混合診療」論議　同　二〇〇四年五月号

第二章　臨床研修必修化の戸惑いと不安　同　二〇〇五年一月号

第三章　「労働開国」迎える看護と介護　同　二〇〇五年三月号

第四章　薬学教育六年制、混沌たるスタート　同　二〇〇六年七月号

第三部　後手、後手の厚生行政

第一章　高まる新型インフルエンザ発生の脅威　同　二〇〇五年一一月号

第二章　広がるアスベスト汚染への不安　同　二〇〇六年一月号

第三章　子供の事故防止は情報の共有から　同　二〇〇六年三月号

[編者略歴]

小笠原信之（おがさわら　のぶゆき）

新聞記者を経てフリージャーナリスト。1947年、東京都生まれ。北海道大学法学部卒業。医療・生命、環境、原子力、労働、アイヌ差別などの問題に関心をもち、著述活動を続けている。
著書に『「がん」を生きる人々』（時事通信社）『看護婦ががんになって』『チンチン電車と女学生』（いずれも共著、日本評論社）『プロブレムQ&A　ガン“告知”から復帰まで』（緑風出版）『アイヌ近現代史読本』（同）、『プロブレムQ&A　許されるのか？　安楽死』（同）、『プロブレムQ&A　どう考える？　生殖医療』（同）、『塀のなかの民主主義』（潮出版社）など、訳書に『がんサバイバル』（緑風出版）『操られる死』（共訳、時事通信社）などがある。

医療現場は今（いりょうげんばはいま）

2006年10月25日　初版第1刷発行　　定価1900円＋税

著　者　小笠原信之©
発行者　高須次郎
発行所　緑風出版
〒113-0033　東京都文京区本郷2-17-5　ツイン壱岐坂
［電話］03-3812-9420　［FAX］03-3812-7262
［E-mail］info@ryokufu.com
［郵便振替］00100-9-30776
［URL］http://www.ryokufu.com/

装　幀　堀内朝彦
制　作　R 企 画　　印　刷　モリモト印刷・巣鴨美術印刷
製　本　トキワ製本所　　用　紙　大宝紙業　　E1500

ISBN4-8461-0619-5　C0036

◎緑風出版の本

■全国どの書店でもご購入いただけます。
■店頭にない場合は、なるべく書店を通じてご注文ください。
■表示価格には消費税が加算されます

アイヌ近現代史読本
小笠原信之著
A5判並製 二八〇頁 2300円
アイヌの歴史、とりわけ江戸末期から今日までの歴史を易しく書いた本は、ほとんどない。本書は、様々な文献にあたり、日本のアイヌ支配の歴史、アイヌ民族の差別との闘い、その民族復権への道程を分かりやすく書いた近現代史。

プロブレムQ&A
アイヌ差別問題読本
[シサムになるために]
小笠原信之著
A5判変並製 二六八頁 1900円
二風谷ダム判決や、九七年に成立した「アイヌ文化振興法」など話題になっているアイヌ。しかし私たちは、アイヌの歴史をどれだけ知っているのだろうか？ 本書はその歴史と差別問題、そして先住民権とは何か、をやさしく解説。

プロブレムQ&A
ガン〝告知〟から復帰まで
[疑問と不安 完全ケア]
小笠原信之著
A5判変並製 一六四頁 1700円
あなた、あるいは家族がガンと〝告知〟された時、どうすればいいのか。告知・治療・痛みについて、またホスピス、社会復帰・保険と費用、自助・支援組織など、ガン闘病に関する疑問と不安のすべてにQ&Aで応える。

プロブレムQ&A
許されるのか？ 安楽死
[安楽死・尊厳死・慈悲殺]
小笠原信之著
A5判変並製 二六四頁 1800円
混乱する日本の安楽死論議。高齢社会が到来し、終末期医療の現場では安易な「安楽死ならざる安楽死」も噂される。本書は、安楽死や尊厳死をめぐる諸問題について、その定義から歴史、医療、宗教・哲学までQ&Aで答える。